TABLEAU

TOPOGRAPHIQUE ET MÉDICAL

DE L'ILE DE CORSE,

PRÉSENTÉ A L'ACADÉMIE ROYALE DE MÉDECINE DE PARIS

PAR A. VANNUCCI

DE CORTÉ,

Docteur Médecin de la Faculté de Paris; Membre correspondant
de l'Académie Royale de Médecine de la même ville
et de plusieurs sociétés médicales du royaume.

BASTIA,

DE L'IMPRIMERIE DE FABIANI,

1838.

A Messieurs les Membres de l'Académie Royale de Médecine de Paris, le 23 octobre 1837.

MESSIEURS,

Ce petit Mémoire n'est qu'une simple esquisse de l'ouvrage que j'ai entrepris sur la Corse, mon pays de naissance. Cet ouvrage aura pour objet de vous faire connaître cette île, sous le rapport de la science en général.

Fidèle aux engagements que j'ai pris envers M. De Lens, un de vos honorables collègues, je me ferai un devoir de le soumettre à votre examen dès que, plus tard, j'aurai pu remplir les lacunes qu'il présente sur différentes particularités du pays. Mais en attendant, désireux de témoigner à l'Académie toute la reconnaissance que je lui dois des encouragements et des félicitations qu'elle voulut bien m'adresser en 1828, au sujet d'un Mémoire (1) que j'eus l'honneur de lui offrir à cette époque sur les eaux minérales de la Corse, je viens aujourd'hui lui faire hommage de ce faible travail, ayant pour titre *Tableau topographique et médical de l'île de Corse*. Je n'ai puisé, pour le compléter, que dans mes voyages et dans mes propres observations.

Divisé en trois parties, ce Mémoire contient, dans la première la topographie du pays; dans la seconde, quelques considérations générales sur les végétaux, puis le premier jet de la flore de l'arrondissement de Corté; dans la troisième enfin, un léger aperçu sur l'état actuel de la médecine en Corse.

Plusieurs auteurs ont fait, à la vérité, la topographie de cette île; mais aucun, que je sache, n'est entré dans les détails que j'ai l'honneur de vous présenter dans cet essai (2). Il existe néanmoins un grand nombre d'ouvrages sur la Corse: la plupart politiques n'ont trait qu'à l'histoire de son peuple; un petit nombre seulement ont pour objet l'agriculture et les sciences. Presque tous ont dit que ce pays était propre à telle ou telle culture, à telle ou telle production, et aucun ne s'est attaché à révéler les causes qui se sont opposées jusqu'ici à son perfectionnement; aucun n'a cherché à faire connaître les moyens d'améliorer l'état du pays et de le faire prospérer. Que ne reste-t-il donc à faire à ce sujet?

J'aurais désiré pouvoir dès à présent vous apprendre en détail tout ce dont la Corse est susceptible, tout ce qu'elle renferme de précieux; vous faire connaître la nature de toutes ses productions, de ses eaux, de ses roches, de ses plantes; mais le besoin de faire de nouvelles recherches m'oblige à borner mes réflexions au peu que je dis dans le simple exposé de ce petit Mémoire.

A. VANNUCCI.

TABLEAU

TOPOGRAPHIQUE ET MÉDICAL

DE L'ILE DE CORSE.

PREMIÈRE PARTIE.

TOPOGRAPHIE.

1. La Corse est située au milieu de la Méditerranée entre les 41me et 45me degrés de lat : Nord ; et les 21me et 23me de long : Ouest. Dans sa configuration générale elle présente la forme d'un neuf de chiffre.

2. Une chaîne de hautes montagnes la parcourt du Nord-ouest au Sud-est, depuis Calvi jusqu'à Solenzara à l'extrêmité du Fiumorbo, et la partage obliquement en deux parties principales, dont celle qui est au Sud-ouest est connue sous la dénomination de *Banda di fuori*, bande du dehors, ou de *Di là dai monti*, au-delà des monts ; et celle qui est au Nord-est, porte le nom de *Banda di dentro*

bande de dedans, ou de *Di quà dai monti*, au-deçà des monts (FILIPPINI).

3. C'est en raison de cette division naturelle qu'autrefois elle formait deux départements : celui de Liamone et celui de Golo ; réunis aujourd'hui en un seul, appelé département de l'île de Corse. C'est ainsi que l'on désigne cette île actuellement.

4. Son étendue est de 50 lieues de long, en partant de la pointe de Cap-Corse, au Nord, pour aller à la pointe de Bonifacio, au Sud ; sur 25 dans sa plus grande largeur, depuis l'entrée du golfe de Girolata à l'Ouest, jusqu'à l'extrêmité du Fiumorbo à l'Est. Sa circonférence est de 150 lieues (3).

5. D'après l'auteur du voyage de Lycomède en Corse (4), la superficie totale de cette île serait de 980,510 hectares, ou de 496 lieues carrées. Sa population actuelle est de deux cent onze mille ames. Il est facile de voir par là, la grande disproportion, qui existe dans les rapports de la population de cette île, avec l'étendue de son territoire, ce qui, joint à la difficulté des communications (5), a rendu jusqu'ici impossible l'amélioration matérielle de ce pays. Ainsi, c'est moins aux Corses qu'il faut attribuer la cause de ce retard, qu'au manque de bras nécessaires pour l'exécution des travaux d'agriculture parmi eux.

6. La Corse, selon l'auteur que je viens de citer, pourrait contenir pour le moins 700,000 habitants,

à raison de trois arpents de terre pour chacun, ce qui donnerait 2,100,000 arpents de terre labourable (6).

7. L'intérieur du pays est hérissé de montagnes escarpées, coupées par de grandes ouvertures et sillonnées en tous sens par des ravins et des torrents qui s'échappent du sommet et forment des chutes d'eau qui charment la vue et fixent l'attention du voyageur. On y voit de superbes coteaux plantés de vignes, des vallées couvertes de châtaigniers et d'oliviers, aussi gros que les plus grands chênes; et toutes ces contrées sont animées par des villages et des hameaux situés pour l'ordinaire sur des hauteurs et au milieu de forêts d'arbres fruitiers. Les arbres que l'on y cultive le plus généralement sont le cérisier, l'abricotier, le pêcher, l'amandier et le prunier : l'oranger et le citronnier n'abondent que sur les côtes.

8. Les montagnes les plus élevées, placées au centre de l'île en forme de triangle, sont au nombre de trois : le *Monte-rotondo*, le *Monte-d'oro*, et le *Monte-cinto*. Entre ce dernier et le Monte-rotondo est située la vallée de Campotile, remarquable par les beaux tapis de verdure qu'elle présente et le petit lac qu'elle contient à son extrêmité Sud. C'est de ce petit lac que naissent deux des principaux fleuves de la Corse, le *Tavignano* et le *Liamone*, qui tous deux parcourent presque toute l'île, mais

dans des directions différentes. Le premier suit une ligne courbe du Sud au Nord-est, et le second, du Nord au Sud-ouest. Le *Golo*, qui est le troisième fleuve de l'île, prend sa source au lac d'*Ino*, peu éloigné de cet endroit, et dirige ses eaux dans une ligne Sud-ouest-Nord-est.

9. Le Monte-rotondo, qu'on peut regarder comme le noyau de l'île, est situé au centre. C'est contre lui que sont adossées toutes les autres montagnes d'un ordre secondaire qui, de là, vont toujours en diminuant graduellement de hauteur jusqu'à la mer. Ainsi, lorsqu'on est arrivé sur la pointe de Monte-rotondo, on découvre l'île dans toute son étendue. Son élévation est de 9,294 pieds au-dessus du niveau de la mer. Les naturalistes qui ont visité nos hautes montagnes, entre autres M. Barral, prétendent que le Monte-rotondo était autrefois le foyer d'un volcan (7). L'opinion de ces messieurs est basée sur la nature de la pierre dont cette montagne se compose et le lac qui existe à son sommet, jadis le cratère du volcan. Ce lac est enfermé dans un bassin, taillé dans le roc vif. Sa forme est ronde et on dirait, en le voyant de près, qu'il est l'œuvre de la main des hommes plutôt que de la nature, tant sa circonférence est égale et symétrique. L'eau qu'il contient est excessivement froide et on croit qu'elle donne la mort aux animaux qui vont s'y baigner, du moins telle est l'opinion de

nos bergers, qui, pour cette raison, appellent ce lac, *il Lago della morte*, le lac de la mort (8). Le Monte-rotondo est renommé dans l'histoire naturelle, pour être le lieu d'habitation du mouflon (*mufro*) ou soit d'après Buffon, le mouton primitif (9). Ensuite, par rapport à certaines plantes particulières à la Corse, et qu'on ne trouve nulle part ailleurs que sur le versant ou les bas-fonds de cette montagne. Telles sont le *Glecoma-Corsica*, l'*Arnica-Corsica*, etc.

10. Le Monte-d'oro est situé au Sud-est du Monte-rotondo. Sa hauteur est de 8,160 pieds au-dessus de la mer. Le sommet de cette montagne est très-aride et pierreux. On y trouve beaucoup de cristaux de roche, des quartz violets et blancs, puis des morceaux de pyrite de fer (*sulfure de fer*), dont la surface offre des formes angulaires très-variables et un poli métallique des plus luisants, ce qui fait croire aux gens du peuple, que cette montagne renferme une mine d'or. Sur le versant Nord-ouest de cette même montagne se trouve le lac de *Créno*. C'est de ce lac que tire sa source le *Vecchio*, sur lequel on a, dans ces dernières années, jeté un pont de granit, qui réunit deux montagnes et présente une arche d'une étendue et d'une hauteur prodigieuse. Ce pont fait aujourd'hui une des curiosités de la Corse. Les bords du lac de *Créno* sont tapissés de gazons au milieu desquels croissent, dans la belle

saison, des fleurs nombreuses et variées. L'eau y est fraîche et poissonneuse. Lorsque je le visitai, j'aperçus sur la surface une multitude d'oiseaux, qui à mon approche plongeaient dans l'eau et ne reparaissaient qu'à l'extrêmité opposée. Mon guide, malgré ses efforts, malgré toute son habileté à tirer le fusil, ne put en tuer ; car, très-attentifs à ses démarches, ils fuyaient au moindre mouvement qu'il faisait. Cela me mit dans l'impossibilité d'en reconnaître l'espèce.

11. Le Monte-cinto, dont la hauteur est la même que celle du Monte-d'oro, savoir 8,160 pieds au-dessus de la mer, est situé au Nord-ouest du Monte-rotondo. Cette montagne laisse voir, à sa partie Sud-est, le lac d'*Ino*, le plus grand de tous les lacs de la Corse, et qu'on dit être d'une profondeur incommensurable. Ses bords, couverts de verts gazons, se diaprent dans l'été d'une multitude de différentes fleurs, qui contrastent singulièrement avec l'aspect agreste et sauvage de ces lieux. C'est dans le voisinage et aux alentours de ce lac, que le plus grand nombre des pâtres du Niolo vont élever leurs cabanes et fixer leur séjour dans la belle saison. Ce lac est aussi très-poissonneux ; on y pêche beaucoup de truites.

12. La Corse présente au-dessus de ses montagnes des forêts magnifiques de pins, de sapins, de hêtres et de chênes (10). Les plus remarquables

par leur étendue et la beauté des arbres qu'elles renferment sont celles d'*Aïtone* et de la *Foce de Vizzavona* (11). La première est située au-dessus du Niolo et s'étend depuis *Focé de Vergio*, au Sud de Niolo, jusqu'aux villages d'Evisa et Cristinacce. Cela comprend, autant que j'ai pu le calculer moi même, un espace de deux à trois lieues. La seconde est située sur la route de Corté à Ajaccio, entre Vivario et Bocognano. Ces deux forêts sont traversées par des routes royales qui aboutissent à la mer, où les arbres peuvent être transportés facilement et sans beaucoup de frais (12).

13. Le climat de la Corse est des plus doux et des plus beaux de l'Europe. On n'y éprouve ni les grandes chaleurs du Midi, ni le froid trop rigoureux du Nord. En hiver comme en été le soleil luit presque toujours sur l'horizon; les pluies y sont rares et la neige ne tombe que sur le sommet des montagnes: elle vient blanchir rarement le toit de nos maisons. Quelques orages ont lieu seulement vers la fin de l'été. En 1829 et 1830, pendant qu'à Paris, le thermomètre était à 14, 15 et 16 degrés au-dessous de zéro, à Ajaccio, il variait entre 10 et 15 au-dessus. L'air qu'on y respire est pur. Cependant, il y a plusieurs marais, dont les exhalaisons mauvaises altèrent souvent la salubrité de l'atmosphère sur différents points de l'île. Nous ferons connaître plus bas, les lieux où se trouvent ces marais et les moyens qu'il faudrait employer pour les détruire.

14. Les vents sont les phénomènes météorologiques que l'on observe le plus fréquemment en Corse. Ceux qui y dominent davantage sont l'Ouest ou *Libeccio ;* le Sud-est ou *Scirocco* et la Bise ou *Tramontana*. Il y a aussi, pendant les chaleurs de l'été, un vent, appelé dans le pays *marino* ou vent de mer, qui commence avec le lever du soleil et ne cesse qu'à son coucher. Il consiste en un mouvement ondulatoire de l'atmosphère. Ce petit vent est très-salutaire, en ce que, par l'agitation constante qu'il entretient dans les colonnes de l'air, rend moins sensible la chaleur qui sans cela deviendrait très-intense.

15. Le vent d'Ouest est toujours très-violent. Aussi, cause-t-il souvent de grands dommages dans les campagnes. Du reste, il est très-favorable à la santé des habitants en ce qu'il purge l'air de toutes les exhalaisons malfaisantes, et les refoule hors de l'île. Dans le pays, on le considère par cette raison, comme le balayeur des maladies épidémiques et on le désigne généralement sous le nom de *Scaccia malanni*.

16. Le Sud-est ou *Scirocco* est ordinairement très-chaud et malsain. Il occasionne parfois des maladies. Quand il persiste à régner pendant quelque temps, presque tout le monde se ressent de sa fâcheuse influence. Il agit plus directement sur le système nerveux. Il rend le corps mou et languissant.

Les personnes influencées éprouvent de la lassitude dans les membres et une sorte de malaise qui les force au repos. Les maladies qui se développent sous sa domination, ont presque toujours un caractère de gravité qui demande une grande vigilance de la part du médecin.

17. Le vent du Nord ou *Tramontana*, est celui qui persiste davantage dans la belle saison. Pendant qu'il domine, le ciel est pur et serain; on n'observe alors presque pas de maladies dans le pays. Mais si dans certains mois de l'année, des maladies paraissent même sous des conditions peu favorables à leur développement, c'est moins à ces causes générales qu'il faut les rapporter qu'à la propagation des miasmes marécageux qui se répandent dans l'atmosphère, suivant la direction du vent qui règne. Aussi, le vent d'Ouest y est très-sain, parcequ'il souffle dans un sens à pouvoir chasser loin de l'île toutes les exhalaisons malfaisantes que les deux autres y apportent par un sens contraire. En 1823, époque où les fièvres se déclarèrent de préférence dans l'intérieur, et dans les contrées les plus élevées de l'île, on eut lieu de remarquer, que, pendant les mois de juin, juillet et août, les vents du Nord n'ayant pas cessé de régner, les miasmes des marais de St-Florent et de Calvi, situés à peu près dans leurs directions, furent jetés et disséminés sur presque tous les points; aussi la plupart des praticiens, crurent-ils reconnaî-

tre en cela la cause première de ces maladies. M. Giorgi de Caccia, médecin d'une haute réputation dans l'île, fut le premier à émettre cette opinion. (Voyez à ce sujet, la thèse que je soutins à la Faculté de Médecine de Paris, en 1830)

18. En examinant la structure naturelle de la Corse on reconnaîtra aisément qu'elle se compose d'abord de différentes couches calcaires, granitiques et métalliques ; puis, d'une couche de terre végétale qui se répand également sur tous les points de sa surface. Cela fait qu'il est très-peu d'endroits dans cette île qui ne soient susceptibles de culture. La végétation vigoureuse que l'on observe sur le sommet des montagnes le prouve d'une manière évidente. Elles sont recouvertes d'épaisses forêts, dont les arbres presque tous des sapins, des pins, des hêtres et des chênes sont généralement d'une hauteur prodigieuse.

19. Toute la partie occidentale de l'île, c'est-à-dire la partie qui est au-delà des monts, repose sur une base solide qui est de nature granitique, tandisque celle qui est à l'Est ou au-deçà des monts, est assise sur une base calcaire. Ces différences sont signalées par la présence de substances purement granitiques d'un côté, et calcaires de l'autre. De sorte que du côté Est, on trouve partout de la pierre à chaux, tandis qu'on n'en trouve pas du côté Ouest, ou du moins très-peu.

20. Parmi les roches et les marbres que l'on rencontre en Corse, les plus remarquables sont : au delà des monts, le granit orbiculaire de Tallano, le granit à mica-noir de la Foce de Vizzavona, le granit à feld-spath rosé ou incarnat d'Algaïola, les enrites de Girolata, Osani, Galeria et Portovecchio; et en deçà des monts, les marbres blancs d'Ortiporio, les marbres cipolins de Corté, les serpentines vertes et noires d'Altiani, de Moïta et de Pontenovo; la serpentine aux trois couleurs bleue, rouge et blanche de la grotte de San-Gavino, la pierre ollaire de Fiumorbo, l'albâtre blanc de Borgo, et l'albâtre veiné rose et vert de Caccia. Ensuite parmi les pierres dures, on trouve le jade, ou vert-antique d'Orezza et d'Alesani, le diallage de la Barchetta, le porphire améthiste de la Rostonica, la variolite de Niolo, les porphires sanguin et oriental de la Vallée de Stagno au-dessus de Niolo.

21. La couche métallique est signalée par la présence de plusieurs mines de fer et d'autres méteaux plus précieux encore, tels que le plomb et l'argent (13). On pourrait faire de tous ces produits minéralogiques, l'objet d'un grand commerce, si l'on ouvrait des routes à travers les lieux où ils se trouvent. M. Gueymard qui, parmi tous les savants qui ont visité notre pays, me paraît être celui qui a apporté dans ses recherches le plus d'attention et de soins, a reconnu que ces mines sont en général fort riches.

« Dans la mine argentifère de Prato qui fut atta-
» quée autrefois par le fameux Général Paoli, dit-
» il, la nature du minérai est le plomb sulfuré ar-
» gentifère. Ce minérai est disséminé dans une cou-
» che de schiste avec plus ou moins d'abondance.
» Ayant fait ouvrir une tranchée nous avons recon-
» nu que lorsqu'on s'enfonce, le schiste est plus
» chargé de minérai. Pour bien reconnaître la na-
» ture de la couche qui le renferme, il faudrait y
» percer un puits de quelques mètres, et au fond
» de ce puits deux galeries en sens opposé, et tou-
» jours dans la direction des strates. Comme la ro-
» che n'est point dure, les frais de recherche se-
» raient peu dispendieux. » M. Cadet-de-Metz ayant visité la Corse environ une trentaine d'années avant M. Gueymard, prétendait y avoir découvert aussi de l'antimoine, du cobalt et du cuivre. Je ne sais, si ce qu'il avait avancé à ce sujet paraissait vrai aux yeux des autres naturalistes qui ont vu ce pays après lui; mais ce que je puis affirmer moi-même, c'est que parmi les échantillons de minéraux ramassés dans mes excursions, ceux que je me suis procurés par mes amis, et dont je fis cadeau en 1824 à M. Savì fils, professeur d'histoire naturelle à Pise en Toscane, se trouvait un minérai qu'il jugea pouvoir contenir du cuivre. Il avait été recueilli dans les environs de Vezzani par Jean Baptiste Denobili, alors pharmacien dans ce canton. Mon éloignement

de la Toscane m'empêcha de savoir depuis, si l'analyse chimique à laquelle on devait soumettre ce minérai, avait eu pour résultat l'existence réelle du métal supposé. Des recherches ultérieures pourront seul, à ce sujet, fixer désormais toutes les opinions (14).

22. La couche superficielle, ou terre végétale dont nous allons nous occuper actuellement, est celle qui en Corse offre le plus d'intérêt, soit à cause de son aptitude à la culture, soit à cause de sa fécondité. Aussi, c'est sur elle que sont fondées surtout les espérances de l'avenir; car, c'est toujours aux productions du sol que se rattachent plus particulièrement et la prospérité du pays et le bien-être de ses habitants.

23. La plupart des auteurs qui jusqu'ici ont écrit sur la Corse d'une manière spéciale s'accordent à dire, que le territoire en est très-fertile, et propre aux grandes exploitations agricoles. En effet, riche en sels alcalins, le sol de ce pays est susceptible de grands produits, et se prête à tous les genres de culture (15). Néanmoins ses propriétés ne sont pas les mêmes partout. Elles varient beaucoup suivant les localités et le climat. Ainsi dans les montagnes où le terrain est plus léger, où la température est moins chaude que dans les plaines, il convient davantage aux plantes qui aiment à promener leurs racines à travers un terrain peu résistant,

peu nutritif, et placé sous l'influence d'une température peu élevée. C'est pourquoi on y cultive le seigle, l'orge, toute espèce de légumes, ainsi que la vigne, le châtaignier et l'olivier. Il se trouve encore au milieu des montagnes plusieurs localités, qui, par leur exposition au Levant et au Midi, et par la bonté même du terrain, fournissent du blé de la meilleure qualité. Dans tous les cantons de la Corse, on cultive d'ailleurs cette graine avec plus ou moins de succès. Mais dans les plaines, où le terrain abonde en substances nutritives, où la température est très-élevée, le froment y vient mieux, ainsi que les plantes qui en général se plaisent dans les mêmes conditions. Les essais qu'on y a faits de la culture de la canne à sucre et d'autres plantes exotiques, ont montré que ce terrain est propre à tous les genres de culture (16). On pourrait y cultiver avec avantage l'ananas, la canne à sucre, les cactus, la garance, etc. On récolte en Corse beaucoup de tabac. L'espèce la plus répandue dans la culture de ce pays, c'est la *Nicotiana tabacum*. Il y a des communes qui n'ont d'autre produit que celui-là : telles sont surtout les communes de Soccia, Guagno et Letia.

24. Le territoire de la Corse peut se diviser naturellement, comme on le voit, en montagnes et en plaines. Ces deux territoires diffèrent l'un de l'autre par la nature de leurs propriétés, par le degré

de leur température, en un mot par leur exposition aux influences atmosphériques. De là cette grande variété que M. Cadet de Metz fait moins dériver de la nature du sol que de la température du climat auquel il est assujetti. « Sous la « température variée de la Corse, le terrain, dit- « il, est propre non moins à l'entretien des arbres « qui peuvent, sous tous les rapports, rivaliser « avec ceux des plus belles forêts du Nord, *Insula* « *quæ silvis præstantior ulla,* qu'à la production « de toutes les plantes de l'Espagne et de l'Italie. »

25. Mais malgré cette heureuse disposition de son territoire, la Corse est encore arriérée en fait d'agriculture. Faute de bras et d'instruction, ses plus belles contrées sont encore désertes et recouvertes de makis (*Macchie*). C'est sous ce nom qu'on désigne dans le pays des pépinières composées d'arbustes de différentes espèces, entremêlées de beaucoup de plantes parasites et de broussailles qui en rendent l'accès fort difficile et même impossible.

26. En Corse la science agricole est peu répandue. Jusqu'ici, la partie la mieux cultivée est celle des montagnes. Cela vient de ce qu'elle est plus peuplée et de ce que l'air n'y est pas altéré comme dans les plaines par des exhalaisons nuisibles à la santé des habitants. Le manque d'art et d'industrie fait que les instruments aratoires y sont en petit nombre et de brute construction.

27. Ce pays aurait grand besoin de posséder une école d'agriculture (17). La ville de Corté, comme point central, serait la plus propre à cet établissement; elle serait aussi la plus propre à stimuler le zèle des élèves à raison de la légèreté et de la friabilité de son territoire. C'est dans ce pays qu'ont été faits des essais pour la culture du coton (18). Mon père, qui a été chargé différentes fois de ces expériences, a observé que cette plante se plaît surtout dans les terrains légers, sablonneux et que pour cela même, le territoire de Corté est des plus convenables à la réussite de cette plante. Les belles récoltes qu'il a faites, à plusieurs reprises dans son jardin, viennent à l'appui de ses observations. La plante y croît à la hauteur de deux à trois pieds; elle s'y couvre d'une foule de boutons qui, en s'épanouissant, produisent du coton à cacher toute la plante et à ne plus présenter à l'œil qu'une masse de flocons coniques d'une éclatante blancheur. Tel était l'aspect d'une partie du jardin de mon père, lorsqu'il fit le premier essai, que tout le monde allait le voir par curiosité.

28. La plaine ou *Piaghia*, comme disent les indigènes, est située sur le bord oriental de l'île. Elle s'étend de l'extrémité Nord de l'étang de *Chiurlino* près Bastia, jusqu'au golfe de *Santa-Manza*, près Bonifacio. Ainsi, son étendue est de plus de 25 lieues de long. Sa largeur varie entre

deux et trois, et est bornée à l'Est, par la mer dite de Toscane, à l'Ouest, par la base des montagnes secondaires de cette grande chaîne primitive que nous avons dit parcourir toute l'île dans une ligne oblique Nord-ouest à Sud-est. Cette vaste plaine, qui, à elle seule, produirait assez pour alimenter le double de la population actuelle de la Corse, est restée en friche depuis des siècles. Elle est inhabitée et recouverte de bois dans presque toute son étendue. Elle renferme néanmoins les plaines de Marana, de Casinca, de Tavagna, de Campoloro, d'Aleria, de Fiumorbo et de Sartene qui, à cause de leur voisinage des populations des montagnes, offrent ça et là quelques points assez bien cultivés.

29. La Casinca est une des plus belles et des plus riches contrées de la Corse. Elle se dessine en amphitéâtre sur la rive gauche du Golo, à l'extrêmité Sud de la plaine de Marana. Ses habitations sont bâties pour la plupart sur des coteaux charmants, enrichis de vallons fertiles, dont l'aspect est des plus agréables. La Casinca fournit abondamment du blé, des légumes, de l'huile, des châtaignes, du maïs et du vin.

30. La Tavagna et Campoloro dont la petite ville de Cervione est le chef-lieu, produisent des vins et des fruits excellents. D'ailleurs, c'est à peu près la même climature et la même distribution de terrain que dans la Casinca.

31. Aleria (19) où l'on découvre à peine quelques maisons éparses çà et là ne donne que du blé. C'est d'ordinaire ici qu'une partie des habitans de l'intérieur viennent tous les ans faire leurs sémailles ; mais, l'isolement des lieux et le mauvais air qui y règne généralement, surtout au temps des moissons, les y exposent constamment à contracter des maladies graves, qui entraînent à la mort en peu de temps. C'est à ces causes principales que l'agriculture doit, dans ce pays, son peu de progrès, de développement. Les populations limitrophes, malgré la meilleure volonté, n'ont pu se livrer jusqu'ici, avec cette ardeur qui leur est si naturelle, à ce genre d'industrie pouvant devenir pour eux une source inépuisable de richesses. On ne peut guère, sans en avoir été témoin, se figurer les immenses privations que s'imposent les habitants de Vezzani, d'Antisanti, de Noceta, de Vivario et de beaucoup d'autres villages voisins de cette plaine, pour aller s'y consacrer aux travaux pénibles du défrichement. Tous les ans, à la fin de chaque automne, ces hommes d'une constitution forte et vigoureuse, animés du désir du travail et guidés par l'espoir d'un gain légitime, descendent en foule du haut des montagnes ; ils amènent avec eux leurs femmes et leurs enfants ; et sans craindre de compromettre leur existence dans leurs utiles mais dangereux travaux, ils endurent avec un courage et une

patience dignes des plus grands éloges, tous les maux qui leur surviennent à la suite des intempéries des saisons et d'une vie dure et fatiguée. Au retour des chaleurs, c'est-à-dire, dans le mois d'août, ils regagnent de nouveau les hauteurs et les habitations de l'intérieur où ils font la vente de leurs céréales, dont le transport est toujours coûteux et difficile, car, on fait tout à dos de mulet, vu qu'il n'existe pour tout chemin de communication que des sentiers tortueux et mal entretenus. Les terres d'Aleria sont d'ailleurs très-fertiles. Elles ne se refusent à aucun genre de produit. Elles rendent ordinairement 50 et jusqu'à 80 pour un. (Voyez à ce sujet le mémoire de M. Réalier Dumas ex-Député et aujourd'hui procureur général près la cour Royale de Bastia) (20).

32. Le *Fiumorbo*, placé au Sud de la plaine d'Aleria, renferme des terres excellentes et surtout la plaine de Migliacciaïo, qui est réputée la plus productive de toute la Corse. M. Marchal, député, en a fait l'acquisition. Il y fait faire des travaux qui bientôt placeront cette terre au nombre des plus belles propriétés de France.

33. Les plaines qui s'étendent au-delà de Fiumorbo, ne sont cultivées que très-imparfaitement. Cependant celles qui appartiennent au territoire de Sartene, produisent considérablement du blé et offrent un plan de culture mieux suivi qu'ailleurs.

34. Il existe également sur la côte occidentale de l'île plusieurs contrées très-propres à la culture des blés. Les mieux disposées pour des établissements agricoles sont celles de Sagona, de Sia, de Galeria ou Filosorma et de Marzolino. Mais il en est de celles-ci, comme de celles que nous venons de faire connaître : la solitude la plus complète y règne par tout et l'insalubrité de l'air y est entretenue par des fondrières et des eaux stagnantes, qui, dans le temps des chaleurs se corrompent et répandent dans l'atmosphère des exhalaisons putrides et morbifères. Ce sont les causes ordinaires et constantes des fièvres qui surgissent de tout côté dans ces contrées à l'époque des récoltes et des moissons. En 1831, au mois de septembre, ayant voulu visiter moi-même ce pays que je désirais connaître sous le rapport de la science, j'y fus atteint d'une fièvre d'accès, que j'ai portée pendant plus de seize mois. Mon excellent amis J. V. Grimaldi de Corscia, que la nature a doué d'une brillante imagination, du génie même de la poésie et d'un cœur plein de noblesse et de feu, pénétra mon dessein et me témoigna le plus vif désir de me suivre dans ce voyage et d'en partager avec moi tous les inconvénients et tous les plaisirs. Ce fut donc en compagnie de cet ami que je m'engageai dans ce pénible voyage. Grimaldi fut assez heureux pour échapper au mauvais air, ce qui m'obligea doublement envers lui, car ce fut à

ses soins que je dus ensuite le rétablissement de ma santé. Aussi il est doux pour moi de pouvoir en ce moment lui en témoigner ma plus vive reconnaissance (21).

35. La Corse est arrosée par une foule de fontaines, de ruisseaux et de rivières, dont les eaux claires et bruyantes vont se jeter pour la plupart dans les trois fleuves principaux de l'île, le Tavignano, le Golo et le Liamone. Ces fleuves, nous l'avons dit, tirent leurs sources d'un petit lac situé dans la vallée de Campotile, et de cet autre qu'on rencontre au sommet de Monte-cinto et qui porte le nom poétique d'*Ino*. Le premier de ces fleuves va se jeter dans la mer à l'Est, au-dessous des ruines de l'ancienne ville d'Aleria ; le second, au Nord-est, à l'extrêmité de la plaine de Marana, au-dessous des débris de la ville de ce nom ; et le troisième, au Sud-ouest, dans le golfe de Sagona à l'extrêmité de la plaine du même nom. C'est là qu'autrefois existait aussi une grande ville, dont il ne reste plus aucune trace.

36. Les rivières les plus marquantes et celles dont on peut tirer le plus d'avantage pour l'irrigation du pays sont l'Asco et le Tartagine, qui, après avoir arrosé le canton de Castifao, si riche en miel et en froment, vont tomber dans le Golo au-dessus de Pontenovo, Talavo et Celavo, parcourant les cantons aux quels ils ont donné leurs noms. Vecchio qui verse

ses eaux dans le Tavignano au-dessus du pont d'Altiani. Viennent ensuite Travo, Orbo, Ortolo, Solenzara, Campo dell'Oro, Tagnone, la Rostonica, Fiumalto, et plusieurs autres dont je crois inutile de faire ici l'énumération. — En général les lits de ces rivières sont disposés de manière à permettre aux eaux de se diriger dans presque tous les sens qu'exigent les besoins et les désirs du cultivateur. Ces dispositions sont si favorables aux travaux d'irrigation, que j'ose dire qu'il n'y a pas un pied de terrain dans l'île que l'eau ne puisse y parvenir. Il est aisé de concevoir par là combien la Corse deviendrait fertile, si l'agriculture et l'industrie venaient à y être encouragées par de sages et justes récompenses.

37. Les sources d'eau vive en Corse sont très-nombreuses. On en trouve partout auxquelles on attribue vulgairement des propriétés particulières. Les plus renommées sont les fontaines d'*Acqua bollita* et celle des *Burninche*. La première est située au milieu de la *Foce de Vizzavona* près du bord du chemin qui mène de Corté à Ajaccio. Cette eau, à mon avis, n'a d'autre vertu que celle d'être extrêmement froide et légère, et de faciliter la digestion. La seconde est située dans la plaine de *Boccaminanda* en face de la ville de Corté au Nord. Cette source jaillit au bord du ruisseau d'Orta. Elle est très-limpide, froide et légère. Les fiévreux la boi-

vent comme tonique, et ceux qui sont sujets aux calculs et à la gravelle, comme diurétique et facilitant l'expulsion de ces corps étrangers. Dans ma pratique ordinaire je la recommandais à cause de sa grande légèreté pour boisson à la plupart de mes malades vivement altérés.

38. La Corse contient aussi plusieurs sources d'eaux minérales. Les unes sont chaudes les autres froides. Leurs propriétés varient beaucoup aussi bien que leurs vertus médicinales. Elles sont pour la plupart sulfureuses ou ferrugineuses et acides. Les unes contiennent de l'acide carbonique et des sels calcaires, telles sont les eaux d'Orezza, d'Alcsani, de Moïta, de Cervione et de la Porta; les autres des sels marins, des alcalis, des matières grasses, du soufre etc., celles de Pietrapola, de Vico (22), de Guitera, d'Abbricciani, de Caldaniccie, dans la plaine de *Campo dell'oro* près la ville d'Ajaccio.

39. Il y en a d'autres dont on n'a pas encore fait l'analyse et qui offrent cependant le plus grand intérêt. Les plus fréquentées et celles dont on fait jusqu'ici le plus d'usage en médecine sont celles d'Orezza (23), Vico, Fiumorbo (24) et Guitera. Cette préférence leur est accordée peut-être en raison de la facilité qu'ont les baigneurs de pouvoir s'y loger, et surtout de la commodité des établissements qu'on y a faits pour l'usage des eaux.

40. Dans un petit mémoire (25) que je présentai, il y a quelques années, à votre Académie, je donnai un tableau assez exact des lieux où ces eaux sont situées, et des résultats qu'on en obtient dans la cure des maladies. Elles ont produit de bons effets dans les affections cutanées, les engorgements chroniques des viscères abdominaux, les douleurs nerveuses et musculaires. J'exprimai alors le désir que j'avais de m'appuyer de l'autorité des médecins les plus expérimentés de mon pays et principalement de ceux attachés au service de ces eaux, pour donner plus d'extension à mon travail. C'est pour moi un vrai plaisir de faire connaître ici le zèle que plusieurs de mes compatriotes ont mis à me seconder. L'empressement qu'ils ont apporté à répondre à mes sollicitations, a surpassé de beaucoup mon attente. Je ne saurais trop remercier surtout MM. Defranchi de Soccia et Grimaldi Antoine Louis de Niolo, des utiles remarques qu'ils m'ont communiquées sur différentes maladies, dont ils ont suivi eux-mêmes la marche, et constaté les résultats obtenus par l'emploi des eaux de Vico et de Fiumorbo ou Pietrapola.

41. Les eaux de *Puzzichello*, qui sont encore très-peu suivies, attendu qu'il n'y a pas d'établissement pour s'y loger, sont celles qui, à mon avis, agissent le plus promptement et avec le plus d'efficacité dans les maladies de la peau. J'ai vu s'opérer

sous mes yeux plusieurs guérisons de ce genre d'affection. Entr'autres un jeune homme de Bastia qui portait depuis plusieurs années une dartre à la face : c'était une estiomène. Elle occupait les deux ailes du nez, les deux joues jusqu'aux paupières inférieures et toute la lèvre supérieure. La peau était ulcérée sur plusieurs points, surtout aux ailes du nez, dont une partie était rongée et l'organe défiguré. Les paupières étaient morcelées par des crevasses qui ressemblaient à des découpures dentelées. La première année où le malade fit usage de cette eau à la source, la maladie diminua considérablement. Elle fut limitée au nez et à une partie des paupières. La seconde année, le malade retourna chez lui en état de guérison parfaite. Il paraît que le germe de la maladie fut détruit radicalement, car depuis trois ans on n'en aperçoit plus de trace. — Une dame de Corté avait une dartre articulaire qui occupait toutes les jointures des membres, la paume des mains, et une partie du dos des pieds. Elle alla, d'après mes conseils, aux eaux de *Puzzichello* en 1833, au mois de juin. Douze jours après, elle en revint guérie par tout, excepté aux mains où il restait encore des traces de la maladie, laquelle persista dans cette partie, attendu que cette dame ne retourna pas aux eaux l'année suivante; sans quoi, j'ai la ferme conviction qu'elle se serait guérie complètement. — Un troisième cas s'est présenté chez un employé du tribunal de Corté. M. F. A. Santelli agé de 40 ans était affecté d'une dartre au menton qui existait depuis quelques années. Elle était annuelle et reparaissait tous les ans, au commencement du printemps. Cette dartre consistait en une foule de petits boutons, d'abord blancs et rouges, qui devenaient ensuite d'une couleur bleue, laissait suinter une hùmeur âcre, épaisse et gluante; cette matière de nature plastique se collant fortement contre la peau et les filaments de la barbe, donnait à la figure un aspect repoussant. Ayant fait usage des eaux de *Puzzichello* pendant trois ou quatre saisons, il a été délivré de cette dégoutante maladie. Il jouit aujourd'hui d'une excellente santé, et joint aux agréments de la figure les manières les plus aimables.

42. En rapportant ici ces trois faits seulement, qui, à la vérité, ne devraient pas entrer dans le plan de ce petit ouvrage, j'ai voulu simplement éclairer mes collègues du continent sur la bonté et les excellentes propriétés de ces eaux, qui, peu fréquentées jusqu'ici, n'ont pu soulager qu'un petit nombre de malades. Lorsque je publierai mon traité sur les eaux minérales de la Corse, je ferai connaître toutes les observations que j'ai recueillies à ce sujet. Cependant je crois qu'il importerait dès à présent d'éveiller l'attention de l'administration sur l'utilité d'y faire un établissement. Par ce moyen, on en

rendrait l'usage plus facile, et on prendrait des précautions convenables pour que la source ne vînt à disparaître ; à la suite de quelque éboulement ; car elle sort du bas d'un tertre dont la terre est mouvante, et presque toujours, à l'époque où elle est suivie, les baigneurs sont obligés de faire creuser pour la mettre à découvert.

43. En traitant du mauvais air à l'article de la météorologie, je vous ai fait observer que la cause des maladies et principalement des fièvres se trouvait moins dans les diverses constitutions atmosphériques, que dans les exhalaisons des marais situés sur différents point de la Corse. Je vais maintenant vous faire connaître les lieux où se trouvent ces marais qu'on peut regarder comme autant de foyers d'infection d'où émanent les principes délétères qui engendrent tant de maladies.

44. Les principaux d'entre eux, au nombre de quatre, sont situés : trois, sur la côte occidentale de l'île, et un sur la côte orientale. Les premiers sont ceux de Galeria, de Calvi et de St Florent ; le dernier est celui de Portovecchio. Il en existe d'autres encore, mais ce sont moins des marais que des fondrières ou terrains marécageux. Telles sont certaines parties des plaines de Marana d'Aleria et de Sagona. Ensuite, on remarque sur le bord Est de la Corse, des étangs qui exhalent aussi des prin-

cipes nuisibles à la santé. Nous ferons connaître ces derniers en donnant une idée des côtes.

45. Le marais de Galeria est situé dans une plaine qui s'étend sur le bord du golfe de ce nom, à l'Ouest de l'île. Il est un des plus grands et des plus difficiles à détruire, attendu qu'il se compose de plusieurs bassins remplis de beaucoup d'eau. Cette eau se trouvant au niveau de celle de la mer ne saurait être enlevée qu'en comblant les bassins de pierres et de terre. Par le dessèchement de ce marais, on livrerait au domaine de l'agriculture toute la vallée de Marzolino, une des meilleures contrées de la Corse, sise presque aux portes de la ville de Calvi, et susceptible des mêmes produits que la Balagne, dont elle est limitrophe.

46. Le marais de Calvi se trouve à une petite distance de cette ville, dans la plaine qui s'étend jusqu'au-dessous du village de Lumio, ce qui fait une étendue d'à-peu-près deux lieues. Le terrain occupé par ce marais étant plus bas que le niveau de la mer, ne pourrait être amélioré qu'en élevant le terrain.

47. Le marais de St Florent, situé dans le fond d'un des plus beaux golfes de la Méditerrannée, derrière la petite ville de ce nom, où existait anciennement, d'après Ptolomée le géographe, une ville considérable, présente les mêmes dispositions que celui de Calvi; mais ici, je crois qu'on pourrait di-

riger les travaux différemment qu'ailleurs. Ce serait en ouvrant de larges canaux pour établir une communication entre la mer et le marais; on y ferait ensuite divers petits canaux, qui faciliteraient l'écoulement des eaux vers le point le plus incliné.

48. Le marais de Portovecchio, situé près de cette ville, paraît être entretenu par l'eau de la mer qui se répand au loin sur terre, où elle est arrêtée par les inégalités du terrain. Cette disposition du sol fait que toutes les eaux des montagnes qui entourent le golfe, viennent aussi, au temps des pluies, s'y concentrer et y déposer leur limon. Pour remédier à ces inconvéniens, je pense qu'il faudrait couper le pays dans toute son étendue, d'un large canal, parallèle aux eaux de la mer, et, en lui donnant un écoulement sur un point le plus éloigné possible de cet endroit, on pourrait par la suite faire arriver ce canal jusqu'au port de Bonifacio (26).

49. Les autres parties du territoire de la Corse, occupées par des eaux stagnantes pourraient être assainies par des moyens plus simples et moins coûteux. On parviendrait facilement à dessécher ces endroits par de simples conduits qui réuniraient les eaux et leur donneraient un courant. Quand aux étangs, le meilleur moyen serait celui d'en resserrer les bords et d'y diriger les eaux des rivières qui les avoisinent, ainsi que les anciens nous l'ont appris par le canal qui conduisait les eaux du Golo dans

l'étang de Chiurlino, près l'ancienne ville de Marana. Il existe encore aujourd'hui des traces de ce canal ancien.

50. Les bords de l'île de Corse n'offrent pas moins d'intérêt que tout le reste du pays, dont nous venons de tracer le tableau. Ils sont entrecoupés dans toute leur étendue de ports et de golfes plus ou moins vastes, plus ou moins beaux. Ces ports et ces golfes se trouvent presque en totalité sur la côte occidentale, à l'exception de celui de Portovecchio et de Sta Manza qui sont situés à l'extrêmité Sud de la côte orientale. Les plus beaux sont ceux de Portovecchio, Ajaccio, Sagona, Calvi et St Florent. Je n'en donnerai pas la description, car ils sont assez connus. On peut d'ailleurs en voir les détails descriptifs dans l'ouvrage de M. l'abbé Germanes, qui traite des révolutions du peuple Corse.

51. On trouve également sur les côtes de la Corse plusieurs étangs. Les plus remarquables sont ceux de Chiurlino, de Diana et de Guadina. Ils sont situés tous trois sur le bord oriental. Le premier est à l'extrêmité Nord-Est de la plaine de Marana près Bastia; le second à l'embouchure du Tavignano, dans la plaine d'Aleria, près des ruines de la ville antique; le troisième, à l'extrêmité Sud de cette plaine.

52. Les alentours de ces étangs sont très-marécageux. Aussi, le mauvais air y domine-t-il par-

tout. Du reste ils sont très-poissonneux. Dans les deux derniers on pêche beaucoup d'huîtres que les pêcheurs transportent en Italie. C'est ordinairement dans les ports de Gênes, de Livourne et de Civitavecchia qu'ils vont en faire le commerce.

TABLEAU

TOPOGRAPHIQUE ET MÉDICAL

DE L'ILE DE CORSE.

SECONDE PARTIE.

VÉGÉTAUX.

53. Je voudrais pouvoir dès à présent donner une histoire complète des végétaux de ce pays, en faire connaître le nombre et les variétés : ce travail serait d'un grand intérêt et d'une grande utilité pour le pays et pour la science; mais le peu de temps que j'ai donné à cette étude ne me permet pas encore d'en faire l'essai. Je me contenterai donc d'indiquer les principales plantes qui croissent dans la Corse, celles qu'on y cultive le plus généralement, et ensuite je donnerai une liste de celles que j'ai recueillies pour la plupart dans les alentours de Corté, et dans les diverses contrées de cet arrondissement. Ces plantes, au nombre de 500, je les ai distribuées

par famille. Elles pourront plus tard servir de base à la Flore générale de la Corse.

54. *Plantes*. La Corse renferme beaucoup de plantes rares. Il en est de particulières à certaines localités de ce pays : on ne les retrouve nulle part ailleurs. Aussi les a-t-on désignées sous le nom de plantes indigènes de l'île de Corse. Les plus rares sont : le *Stakis Corsica*, le *Crocus Corsicus*, la *Rosa Serafini*, l'*Erica Corsica*, l'*Arnica Corsica* etc. Sur les côtes du golfe d'Ajaccio, et de Sagona près la petite ville de Cargese, ancienne colonie grecque, on récolte beaucoup d'*Helminto-Corton* ou soit de la *Coralline de Corse*.

55. *Arbustes*. Parmi les arbustes et les arbrisseaux qui croissent dans cette île on remarque surtout le myrte, la bruyère-arbre, l'arbousier, le laurier, le lynstinc, le laurier-rose, et plusieurs autres encore, tels que le genet, le romarin, le ciste de Montpellier etc., végétaux qui entretiennent une verdure presque constante dans les campagnes qu'ils embaument de leur parfum. On pourrait utiliser ces différents arbustes pour l'ornement des jardins. Les fruits et les fleurs de quelques uns pourraient donner des substances ou liqueurs médicinales, et leurs cendres, de la potasse.

56. *Arbres*. Les arbres fruitiers que l'on cultive dans cette île, les plus répandus sont le cérisier, l'amandier, le figuier, le prunier, le pêcher, l'abri-

cotier, le pommier, le poirier, l'oranger, le citronnier et le grenadier. Il y a certains cantons de la Corse qui sont tous couverts de châtaigniers et d'oliviers; tels sont par exemple ceux de la petite province de la Castagniccia et de la Balagne. Les oliviers réclameraient un peu plus de soins de la part du cultivateur. Du reste, ils viennent naturellement partout dans le pays. On en voit naître même au milieu des fentes des rochers. Pour donner une bonne direction à la culture de cet arbre, il faudrait y encourager la greffe et la plantation de bonnes espèces, surtout dans les contrées dont le terrain paraît plus propre à cette culture.

57. *Vignes*. La culture de la vigne varie en Corse suivant les localités. Du reste, le raisin y vient partout à sa maturité, excepté dans le Niolo qui est le pays le plus froid de l'île. Les vins des côtes sont en général très-capiteux : ceux de l'intérieur le sont beaucoup moins. Cette différence tient, je crois, à la manière de le faire. Dans l'intérieur on fait fermenter les raisins dans les cuves comme en Bourgogne, au lieu que sur les côtes, et surtout à Bastia et au Cap-Corse on a l'habitude de tirer le vin au fur et à mesure qu'on écrase les raisins. Les vins de ces endroits-ci sont blancs : ils sont rouges dans les autres pays. Ceux de Sarri et de Verde sont à peu près de la même qualité que les vins de Châlons et de Mâcon. Ceux de Cervione et de certaines

localités de Vico approchent de la qualité des vins de Bordeaux. Dans le Cap-Corse on fait une espèce de vin particulier très-estimé en Italie, principalement à Livourne, où on le vend sous le nom de *Corsino*. Il est placé au nombre des vins de liqueurs.

58. *Graines*. En fait de graines, la Corse produit du blé, du seigle, de l'orge, du maïs, différentes espèces de haricots, la fève et le lupin. Parmi les haricots, il existe une espèce assez rare. La graine en est presque aussi grosse qu'une petite châtaigne, ou comme une grosse fève; le goût en est un peu sucré et très-agréable. La plante est bis-annuelle: on la cultive dans les jardins et demande un terrain humide. Il serait à désirer que la culture de cette plante fut plus répandue. Jusqu'à présent elle n'est connue, pour ainsi dire, que dans quelque contrée principalement à Corté et à Vivario, son pays d'origine.

59. *Jardins*. La culture des jardins est assez connue dans l'île de Corse. C'est surtout à Bastia, Ajaccio et Corté que les jardins sont bien entretenus. On y trouve à peu près toutes les plantes potagères.

60. *Prairies*. En Corse il n'y a pas de prairies naturelles. Aussi, le paturage manque-t-il souvent à nos bestiaux pendant l'hiver. Le défaut de nourriture suffisante dans cette saison jette par fois ces animaux dans un état de maigreur excessive et de dépérissement. Néanmoins, depuis quelques années,

pour suppléer au manque de prairies naturelles, on cherche dans plusieurs contrées à convertir en près artificiels, à l'aide de la luzerne, certains terrains humides ou arrosés par des ruisseaux. Ce genre de culture commence à s'étendre partout, mais c'est surtout aux environs de la ville de Corté qu'il a pris déjà un certain développement.

61. *Flores.* La science ne possède pas encore une flore complète de la Corse. Il existe cependant trois petites flores de cette île. La première très-ancienne date de 1777; la deuxième de 1824 et 1825 est le *Prodromus Floræ Corsicæ* de Viviani; la troisième toute récente a été imprimée en Allemagne en 1833 et 1834 dans le *Floras*. L'auteur de la première est un certain Allioni piémontais. Cette petite flore contient environ 360 plantes. La plupart ont été recueillies dans le Cap-Corse, dans la plaine de Marana et sur les bords du golfe de St Florent. L'auteur que l'amour de la science avait conduit en Corse, fut arrêté dans ses excursions par la maladie. Pris de la fièvre au moment qu'il herborisait dans le voisinage de la ville de St Florent, quelques jours après il cessa de vivre. L'auteur de la dernière, M. Salis-Marschlins suisse d'origine, n'a visité que les alentours de Bastia. Cependant sa flore est enrichie de 15 à 1600 plantes. Il est à supposer par conséquent que le nombre des espèces est très-considé-

rable dans cette île, et que sa flore deviendrait très-intéressante si on parvenait à la compléter (a).

62. Les plantes, dont j'offre la liste ci-après, je les ai divisées en deux colonnes. Celles comprises dans la colonne *A* ont été recueillies par moi, pour la plupart dans l'arrondissement de Corté, et se trouvent conservées en grande partie, avec leurs dimensions, couleurs et formes naturelles dans l'herbier de M. le Docteur De Lens, membre de l'académie, à qui, je les ai communiquées. Mais celles qui figurent dans la colonne *B* ont été indiquées, décrites et attribuées à la Corse par différents auteurs, dont j'ai eu lieu de consulter depuis les ouvrages. Désirant ne rien omettre de tout ce qui peut faciliter les recherches ultérieures au sujet de la science en Corse, j'ai jugé à propos de faire un extrait de toutes ces plantes éparpillées par-ci par-là dans les diverses flores de l'Italie et de la France, et de les rapporter ici, afin de les mettre sous les yeux de mes collègues et de toutes les personnes qui aiment de consacrer leurs moments de loisir à l'étude de la botanique (27), cette branche aimable et

(a) Pour obtenir ce résultat, il faudrait que chaque médecin du pays s'occupât de faire, en son particulier, un herbier de tous les simples de son canton ou de sa commune et d'en transmettre le double à la société médicale de Corté, où des membres dévoués à cette étude auraient soin de les classer et de les joindre à la collection générale des plantes de la Corse.

séduisante de l'histoire naturelle. Aussi, je pense que les uns et les autres me sauront gré de ce travail, qui, quoique incomplet et de peu de mérite pour le moment, ne laisse pas d'avoir son bon côté, savoir, celui d'offrir la nomenclature d'à-peu-près tous les simples qu'on reconnaît exister actuellement dans notre île. Les auteurs à consulter à ce sujet sont : MM. Lamark et Decandolle, Viviani, Dubuy et Allioni, Robiquet (*Recherches historiques et statistiques sur l'île de Corse*) et Thiriaux (*Dissertation sur les eaux thermales de St Antoine de Guagno*).

RECUEIL

De toutes les plantes de la Corse, connues jusqu'à ce jour, pouvant servir de commencement à la Flore générale de cette île.

A.	B.
Plantes recueillies presque en totalité dans l'arrondissement de Corté.	*Plantes attribuées à la Corse par différents auteurs français et italiens.*

1° Plantes cryptogames de Linnée, *ou* acotylédones de Jussieu.

I.

Algues.

	Cystocyra crinita,
	— Ericoïdes, Sedoïdes.
	Fuccus vesiculosus.
	Halimenia Nicœnsis.
	— Reniformis, Ocellata.

Volubilaria mediterranea.
Chondrus crispus.
Cigartina helmintocorton.
Dictyopteris polypodioides.
Padina tournefortiœna,
— Pavonia.
Spongodium dichotomum.
Conferva densa.
— Ægagropila.
Sphœroplethia soleirolii.

II.

Des Mucédinées.

Torula soleirolii.

III.

Des Hepatiques.

Riccia pyramidata,
— Canaliculata.

IV.

Des Mousses.

Wessia templetoni.

V.

Des Hypoxilées.

Graphiola phœnicis.

VI.

Des Champignons.

Boletus ungulatus.
Piziza auricula.

VII.

Des Lichénées.

Peltigera canina.
Icyphorus pixidatus.
Stercocaulon paschale.
Usnea flaccida,
— Articulata.

Roccella tinctoria,
— Fuciformis.
Sticta aurata.
Ramalina scopulorum.
Parmelia olivacea.
Lecandora parella.
Cornicularia tomentosa.

VIII.

Des Lycopodiacées.

Lycopodium alpinum,
— Complanatum, Clavatum,
— Helveticum,
— Denticulatum.
Isoletes lacustris.

IX.

Des Fougères.

Adianthum odorum.
Asplenium adianthum,
— Nigrum, Obvatum,
— Trichomanoïdes.
Aspidium filix-mas,
— Distans.
Ceterach officinalis.
Ophioglossum lusitanicum.
(reçu d'Ajaccio)
Osmunda regalis.
Pteris aquilina,
— Cretica.
Polypodium vulgare.

Acrostichum leptophyllum.
Adianthum capillus veneris.
Scolopendrium hemionitis.
— Officinale.
Botrychium lumaria.
Ceterach alpinum.
Polystichum capillipteris,
— Tanacetifolium,
— Filix-mas.
Aspidium regium.
Asplenium lanceolatum,
— Ruta-muraria, Marinum.
Pteris crispa.

X.

Des Equisetacées.

Equisetum palustre,
— Multiforme.

2° Plantes phanérogames monocotylédones.

XI.

Des Graminées.

Arundo donax.
Bromus mollis,
— Sessilis, Sylvaticus.
Cynosurus gracilis,
— Echinatus.
Egylops ovatta.
Festuca myrerus.
Lagurus ovatus.
Poa trivialis,
— Compressa.
Melica ciliata.
Triticum rottbolla.
Lamarckia aurea.
Paspalum dactylon.
Triticum repens.
Panicum dactylon.
Anthoxanthum odoratum.
Saccarum ravennœ,
— Cylindricum.
Calamagrostis lanceolata,
— Arenaria.
Agrostis pungens,
— Maritima, Stolonifera,
— Vulgaris, Elegans,
— Setacea, Pallida,
— Involucrata.
Millium lendigerum,
— Multiflorum, Thomasii,
— Vernale.
Stipa aristella,
— Tortilis. Pennata.
Panicum crus-galli,
— Verticillatum.
Phalaris arundinacea,
— Bulbosa, Paradoxa,
— Cylindrica.
Phleum pubescens,
— Asperum.
Polypogon maritimum,
— Subspathaceum.
Alopecurus pratenis,
— Gerardi.
Melica ramosa,
— Bauhini vel pyramidalis.
Aira flexuosa,
— Montana, Capillaris,
— Cariophyllea, Articulata,
— Media, Minuta.
Avena mollis,

— Flavescens, Panicea;
— Lœflingiana, Fragilis.
Donthonia decumbens.
Bromus multiflorus,
— Divaricatus, Alopecurus,
— Lanceolatus, Rubens,
— Racemosus. Madritensis,
— Polystachyus, Maximus.
Festuca spadicea,
— Ciliata, Stipoïdes,
— Duriuscula, Lanceolata,
— Ovina, Rhœtica.
Arundo festucoïdes.
Poa littoralis,
— Annua, Maritima,
— Bulbosa, Rigida,
— Aïroïdes, Pilosa.
Dactylis glomerata,
— Hispanica.
Briza media,
— Maxima, Minor.
Kœleria macilenta,
— Phleoïdes.
Cynosurus cristatus.
Nardus stricta.
Rottbolla incurvata,
— Filiformis, Subulata.
OEgylops glabra,
— Cruciata, Aparine.
Segale violosum.
Lolium perenne,
— Multiflorum.
Hordeum murinum.
Triticum pungens.
— Acutum, Junceum,
— Pinnatum, Poa,
— Glaucum, Ciliatum,
— Cespitosum, Unilaterale,
— Faretum.

XII.

Des Cyperacées.

Scirpus pubescens.
Cyperus monti,

— Palustris.

— Longus, Junciformis,
— Esculentus.
Scirpus.
— Multicaulis, Acicularis,
— Setaceus, Romanus,
— Variegatus,
— Holoschœnus,
— Michelianue, Triqueter,
— Maritimus, Locustris.
Schœnus nigricans,
— Mucronatus, Mariscus.
Eriophorum alpinum.
Carex arenaria,
— Vulpina, Divulsa,
— Muricata, Remota,
— Cynomane, Cespitosa,
— Prœcox, Exlensa,
— Frigida, Levigata,
— Maxima, Paludosa,
— Soleirolli, Squarosa,
— Glomerata.

XIII.

Des Typacées.

Sparganium ramosum.

XIV.

Des Aïdées.

Arum maculatum, (Niolo)
— Pictum, Vulgare,
— Italicum.

Arum muscivorum,
— Dracunculus, Crinitum,
— Arisarum.

XV.

Des Palmées.

Chamœrops humilis.

XVI.

Des Joncées.

Juncus maritimus,
— Capitatus, Insulanus,
Bulbosus, Bicephalus.

Juncus acutus,
— Pygmœus, Bufonicus,
— Tenageya, Gerardi,

— Lampocarpus.
— Heterophyllus,
— Macrocephalus,
— Attenuatus, Acutiflorus,
— Multiflorus.
Aboma ossifraga.

XVII.

Des Alismacées.

Alisma ranuncoloïdes,
— Plantago.
Triglochim barrelierii.
— Palustre, Latiflorum.

XVIII.

Des Colchicacées.

Colchicum montanum,
— Alpinum, Autumnale.
Veratrum album,
— Nigrum.
Tofieldia palustris.

XIX.

Des Broméliacées.

Agave americana.

XX.

Des Liliacées.

Allium parviflorum,
— Chamœ-Moly.
Asphadelus ramosus.
Leucoium hiemale.
Muscari racemosus,
— Odorus.
Narcisus odorus.
Ornithogalum narbonense,
— Arabicum.
Pancratium illyricum. (Corbo)
Scilla maritima. (Jardins)

Tulipa oculus-solis.
Lilium candidum,
— Martagon.
Asphodelus luteus,
— Microcarpus, Fistulosus.
Phalangium bicolor,
— Autumnalis.
Scilla undulata,
— Peruviana, Veralba,
— Campanulata,
— Lanceolata, Obtusifolia.
Hyacinthus pouzolzi.
Muscari botryoïdes.

Gagea villosa.
Pancratium maritimum.
Narcisus Tazetta,
— Serotinus.
Leucoium œstivium,
— Autumnale,
Ornitogalum umbellatum,
— Minutum.
Allium intermedium,
— Vineale, Palleńs,
— Parciflorum, Carinatum,
— Roseum, Subhirsutum,
— Triquetrum, Nigrum,
— Victoriale, Foliosum,
— Tenuiflorum.

XXI.

Des Asparagées.

Asparagus officinalis,
— Acutifolius.

Asparagus amarus,
— Albus, Tenuifolius.
Ruscus aculeatus.
Smilax aspera,
— Mauritanica.
Convallaria polygonatum.
Tamus communis.

XXII.

Des Iridées.

Iris germanica.
Ixia bulbocodium.
Crocus minimus,
— Corsicus.
Gladiolus communis.

Iris florentina,
— Pseudoacorus,
— Sisyrinchium, Splendeńs.
Ixia parviflorum.
Crocus versicolor.

XXIII.

Des Orchidées.

Limodorum abortivum,
— Sphœrolabium.
Orchis papilionacea,
— Secundiflora, Cariophora,
— Longiruris.

Orchis mascula,
— Alba, Maculata,
— Latifolia, Sambucina,
— Corsica, Provincialis,
— Laxiflora, Morio,

Ophrys canaliculata,
— Funerea.
Scarpias cordigera,
— Linguas.
— Variegata,
— Longibracteata, Globosa,
— Bifolia, Acuminata.
Ophrys lutea,
— Antropophora,
— Pseudo-speculum,
— Myodes, Pelopus,
— Canaliculata.
Neottia repens,
— Œstivalis, Spiralis.
Epipactis Cordata,
— Ovata.
Corallorhiza Halleri.

XXIV.

Des Naïadées.

Zostera oceanica,
— Mediterranea.

3° Plantes phanérogames dicotylédones.

XXV.

Des Conifères.

Juniperus communis,
— Sabina.
Pinus laricio,
— Pinea, Silvestris.
Abies excelsa.
Juniperus phœnicea,
— Lycia, Oxcicedrus,
— Nana.
Cupressus fastigiata.
Pinus maritima,
— Alpensis.
Abies pectinata.
Larix europœa.

XXVI.

Des Amentacées.

Alnus cordifolia.
Quercus robur,
— Alex, Suber.
Taxus baccata.
Populus tremulus.
Sallix vitellina,
— Babylonica.
Alnus suaveolens,
— Cordata, Elliptica.
Quercus ilex.
— Racemosa, Sessiliflora,
— Coccifera.
Salix caproea,
— Aurita.

XXVII.

Des Juglandées.

Juglans regia.

XXVIII.

Des Urticées.

Parietaria officinalis.	Parietaria lusitanica,
Urtica dioïca,	— Judaïca.
— Urens.	Helexine soleirolii.
Ficus carica.	Urtica hispida,
	— Coder, Membranacea.

XXIX.

Des Euphorbiacées.

Mercurialis annua.	Mercurialis tomentosa.
Euphorbia biumbellata.	Euphorbia peplis,
Ricinus communis.	— Chamœsyce,
(les jardins)	— Helioscopia, Ptericocca,
	— Platyphillos, Hyberna,
	— Spinosa, Pilosa,
	— Pithyusa, Paralias,
	— Myrsinites, Serrata,
	— Segetalis, Provincialis,
	— Exigua, Retusa,
	— Falcata, Caracias,
	— Pinifolia, Rotundifolia.

XXX.

Des Aristolochées.

Aristolochia rotundifolia.	Aristolochia longa,
	— Pistolochia.
	Asarum europœum.

XXXI.

Des Cytinées.

Cytinus hypocistis.

XXXII.

Des Laurinées.

Laurus nobilis.

XXXIII.

Des Santalacées.

Osyris alba.
Thesium linophyllum.

XXXIV.

Des Thymélées.

Daphne gnidium.

Daphne oleoïdes,
— Glandulosa.
Passerina thomasii,
— Tarton-Raïra, Hirsuta,
— Thymelœa.

XXXV.

Des Polygonées.

Polygonum alpinum,
— Equestifolium.
— Arvense,
Rumex acetosella.
— Patientia.

Rumex acutus,
— Bucephalophorus,
— Nemolapathum,
— Obtusifolius, Arifolius,
— Tuberosus, Intermedius,
— Tingitanus.
Polygonum convolvulus,
— Viviparum, Aviculare,
— Maritimum,
— Equisetiforme,
— Ramosissimum.

XXXVI.

Des Chénopodées.

Chenopodium bonus-enricus.
Phytolacca decandra.
Beta vulgaris,
— Maritima.

Theligonum cynocrambe.
Camphorosma monspeliaca.
Corispermum hyssopifolium.
Salicornia herbacea, fruticosa
— Macrostachys, Radicans.
Salsola kali, Tragus, Soda,
— Prostrata, Arenaria.
Chenopodium fruticosum,
— Maritimum, Scoparia,
— Ambrosioïdes, Rubrum,
— Ficifolium, Leospermum.
Atriplex halimus,

— Portulacoïdes,
— Glauca, Rosea,
— Laciniata, Grœca,
— Hastata.

XXXVII.

Des Amaranthacées.

Amarantus caudatus. (Jardins)

Paronichia echinata.
— Cymosa, Argentea,
— Polygonifolia, Capitata,
— Serpyllifolia.
Amarantus blitum,
— Prostratus, Retroflexus.
Herniaria glabra, Hirsuta,
— Cinerea, Alpina,
— Lenticulata.
Illecebrum verticillatum,
— Echinatum.

XXXVIII.

Des Plantaginées.

Plantago major,
— Minor,
— Lanceolata,
— Psillium.

Plantago subulata, maritima,
— Incana, Capitellata
— Albicans, Pilosa,
— Lagopus, Montana,
— Victorialis, Argentea,
— Media, Coronopus.

XXXIX.

Des Plumbaginées.

Statice articulata,
— Fasciculata,
— Bellidifolia,
— Leucantha.

Statice monopetala,
— Reticulata, Oleæfolia,
— Minuta, Echioïdes,
— Ferulacea, Diffusa,
— Arenaria, Soleirolii.

XL.

Des Globulariées.

Globularia alypum,
— Nudicaulis.

XLI.

Des Primulacées.

Cyclamen hederœfolium.
Anagallis cœrulea,
— Arvensis.
Primula longiflora.
Lysimachia vulgaris.
Lysimachia punctata.
Asterolinum stellatum.
Anagallis monelli.
Coris monspelliensis.
Androsace imbricata,
— Alpina, Maxima,
— Septentrionalis.
Gregoria vitaliana.
Primula marginata,
— Auricula, Villosa,
— Integrifolia, Farinosa.
Cyclamen europœum.
Samolus valerandi.
Cortusa matthioli.

XLII.

Des Lentibulariées.

Pinguicula alpina.

XLIII.

Des Acanthacées.

Acanthus mollis,
— Spinosus.

XLIV.

Des Verbénacées.

Vitex agnus-castus.
Verbena officinalis.

XLV.

Des Rhinanthacées.

Veronica beccabunga,
— Spicata,
— Officinalis,
— Repens,
— Arvensis.
Polygala vulgaris,
— Amara,
— Monspeliaca.
Veronica montana,
— Cymballaria, Peregrina,
— Numularia, Alpina,
— Fruticulosa, Bellioïdes,
— Tenella.
Euphrasia officinalis,
— Linifolia, Corsica,
— Viscosa.

Euphrasia latifolia.
Bartsia viscosa.
Orobanche ringens,
— Major.

Polygala saxatilis,
— Chamœbuxus.
Pedicularis tuberosa,
— Comosa, Foliosa,
— Flammea.
Bartsia maxima,
— Trixago, Versicolor.
Orobanche crinita,
— Fœtida, Ramosa,
— Bracteata.

XLVI.

Des Antirrhinées.

Antirrhinum orontium,
— Minus,
— OEquitrilobum.
Digitalis purpurea,
— Lutea.
Linaria cirrhosa,
— Pelisserina.
Scrophularia peregrina,
— Canina,
— Trifoliata,
— Ramosissima,
— Mellifera.

Antirrhinum alsinœfolium.
Anarrhinum bellidifolium.
Digitalis parviflora,
— Ferruginea.
Linaria origanifolis,
— Rubrifolia, Cymballaria,
— Hœpaticœfolia,
— OEquitriloba, Spuria,
— Arvensis, Simplex,
— Flava, Chalepensis.
Scrophularia auriculata,
— Scorodonia, Sambucifolia,
— Lucida, Frutescens,
— Betonicœfolia,
— Alsinœfolia, Oblongifolia.

XLVII.

Des Solanées.

Solanum dulcamara.
Datura stramonium.
Hyosciamus albus,
— Niger.
Verbascum thapsus,
— Sinuatum,
— Thapsoïdes.
Physalis alkekengi.
Nicotiana tabacum.

Solanum villosum,
— Nigrum.
Lycium afrum,
— Europœum.
Mandragora officinalis.
Hyosciamus aureus,
— Pusillus.
Verbascum mayale,
— Blattaria, Phœnicum,
— Nigrum, Pulverulentum.

XLVIII.

Des Boraginées.

Borago officinalis.
Echium vulgare,
— Grandiflorum,
— Plantagineum.
Cerinte glabra.
Cynoglossum pictum,
— Officinale.
Symphitum tuberosum,
— Officinale.
Myositis pusilla.
Pulmonaria officinalis.

Borago laxiflora.
Echium australe,
— Violaceum, Pyrenaicum,
— Calycinum, Macranthum.
Cerinte longiflora.
Heliotropium europœum,
— Supinum.
Cynoglossum cheirifolium,
— Apeninum.
Myositis annua,
— Perennis, Nona.
Anchusa crispa,
— Undulata, Sempervi ens,
— Laxiflora, Tinctoria.
Nonea violacea.
Lithospermum fruticosum,
— Tinctorium, Purpureo-
— Cœruleum, Officinale,
— Apulum, Nerideum.

XLIX.

Des Gentianées.

Gentiana lutea,
— Asclepiadea.
Chironia centaurium.
Chlora perfoliata.

Chironia maritima.
Exacum filiforme.
Villarsia nymphoïdes.
Chlora sessifolia,
— Serotina, Grandiflora,
— Imperfoliata.

L.

Des Convolvulacées.

Convolvulus cantabrica.
Cuscuta major.

Convolvulus soldanella,
— Sepium, Saxatilis,
— Siculus, Athœoïdes.
Cressa cretica.

LI.

Des Campanulacées.

Campanula erinus,
— Hybrida,

Campanula petrœa,
— Trachelium, Patula,

— Rapunculus,
— Laurantia.
Iasione montana.
Phyteuma pauciflora.

— Linifolia, Hederacœa,
— Pygmœa.
Iasione perennis.
Prismatocarpus hybridus,
— Falcatus.
Phyteuma serrata,
— Hemisphœrica, Comosa,
— Scorzonerifolia.

LII.

Des Dipsacées.

Dipsacus arvensis,
Scabiosa graminea,
— Integrifolia.

Dipsacus ferox.
Scabiosa mediterranea,
— Urceolata, Maritima.
Knautia sylvatica,
— Arvensis.

LIII.

Des Valérianées.

Valeriana officinalis,
— Calcitrapa,
— Trinervis,
— Phu.

Valeriana pumila,
— Dentata, Echinata,
— Gallatis, Coronata,
— Microscopa, Montana,
— Tuberosa, Membranacœa
Fedia cornucopiœ.
Centranthus latifolius,
— Angustifolius, Calcitrapa.

LIV.

Des Apocynées.

Nerium oleander.
Vinca major,
— Minor.

Asclepias fruticosa.

LV.

Des Jasminées.

Jasminum officinale.
Ligustrum vulgare.
Fraxinus excelsior.

Jasminum fruticans.
Phylliera angustifolia,
— Latifolia.
Fraxinus argentea,
— Florifera.

LVI.

Des Ébenacées.

Diospyros lotus.
Styrax officinale.
Olea europœa.

LVII.

Des Éricacées.

Erica corsica,
— Scoparia,
— Arborea.

Erica ramulosa,
— Cinerea.
Rhododendron ferrugineum.

LVIII.

Des Vaccinées.

Arbutus unedo.

Arbutus uvaursi.
Vaccinium myrtillus,
— Vitis-Idœa.

LIX.

Des Lobéliacées.

Lobelia laurentia,
— Minuta.

LX.

Des Rubiacées.

Rubia tinctorum,
— Lucida.
Gallium verrum,
— Lucidum,
— Tenuifolium,
— Cruciata,
— Murale.

Rubia peregrina,
— Requienii.
Gallium purpureum,
— Vernum, Rubrum,
— Campestre, Glaucum,
— Linifolium, Mollugo,
— Palustre, Tricorne,
— Setaceum, Litigiosum,
— Aparine, Rotundifolium,
— Barrelieri, Nudiflorum,
— Cinereum.

LXI.

Des Caprifoliacées.

Lonicera etrusca.
Hedera helix.

Lonicera implexa,
— Balearica, Periclymenum.

Sambucus ebulus,
— Nigra.
Viburnum tinus.
Sambucus racemosa.

LXII.

Des Ombellifères.

Bupleurum rotundifolium,
— Ranunculoïdes.
Conium maculatum.
Caucalis nodiflora.
Crithmum vulgare.
Ferula communis.
Angelica sylvestris.
Peucedanum paniculatum.
OEnanthe phellandrium,
— Peucedanifolia.
Seseli verticillatum.
Sium? siculum.
Ligusticum levisticum.
Scandix pecten-veneris.
Pimpinella dissecta.
Apium graveolens.
Anethum feniculum.
Sanicula europœa.
Erygnium campestre.
Bupleurum glaucum,
— Stellatum, Falcatum,
— Spinosum, Fruticosum,
Caucalis leptophylla.
Condylocarpus officinalis.
Crithmum maritimum.
Cachrys lœvigata.
Astrantia major.
Laserpitium aspermum.
Thapsia villosa.
Daucus maritimus,
— Gummifer, Carota,
— Hyspidus.
Oryala grandiflora,
— Maritima, Platicarpos.
Torilis nodosa, Heterophylla.
Bifora testiculata.
Tordylium maximum.
Pastinaca kochii.
Echinophora spinosa.
Peucedanum officinale.
Opoponax chironium.
Ferulago nodiflora.
Brignolia pastinacœfolia,
Athamanta cretensis,
— Macedonica.
Pimpinella magna,
— Peregrina.
Sium latifolium,
— Angustifolium.
Ligusticum silaus.
OEgopodium podagraria.
Drepanophyllum falcaria.
OEthusa cynapium.
Trinia glaberrima.
Sison amomum,
— Flexuosum.
Bunium petrœum.

Ammi majus, Visnaga.
Seseli tortuosum, Elatum.
Ptychotis verticillata.
Helosciadium inundatum,
— Nodiflorum, Crassipes.
OEnanthe fistulosa,
— Globulosa, Apiifolia.
Critmum maritimum.
Scandix australis.
Smyrnium olusastrum,
— Perfoliatum, Dodonei.
Erygnium bourgati,
— Maritimum.
Hydrocotyle vulgaris.

LXIII.

Des Saxifragées.

Saxifraga cerviconis,
— Corsica,
— Hirsuta.

Saxifraga aïzoon,
— Pedemontana, Ascendens,
— Geranoioïdes,
— Ladanifera, Petadifida,
— Hypnoïdes, Stellaris,
— Aspera, Rotundifolia.
Chrysosplenium oppositifo-(lium.
Adoxa moschatellina.

LXIV.

Des Ficoïdées.

Mesembryanthemum nodiflo-(rum,
— Cristallinum.

LXV.

Des Cactées.

Cactus opuntia.

LXVI.

Des Crassulacées.

Sedum gallioïdes,
— Heptapetalum,
— Brevifolium,

Umbilicus pendulinus,
— Erectus.
Sedum heptapetalum,

— Corsicum,
— Atratum,
— Album,
— Cœpa,
— Saxatile,
— Cruciatum.
Sempervivum tectorum.
— Rubens, Atrum,
— Repens, Altissimus,
— Hispanicum, Cespitosum.

LXVII.

Des Polycarpées.

Polycarpon tetraphyllum.

LXVIII.

Des Paronychiées.

Corrigiola littoralis.

LXIX.

Des Portulacées.

Montia fontana.
Tamarix africana,
— Gallica.

LXX.

Des Lytrariées.

Lythrum salicaria,
— Hyssopifolia,
— Numularifolium, Grefferi.

LXXI.

Des Onagrariées.

Epilobium roseum,
— Palustre, Hirsutum,
— Molle, Tetragonum.
Isnardia palustris.
Circœa lutetiana.

LXXII.

Des Cucurbitacées.

Bryonia dioïca,
— Alba, Momordica,
— Elaterium.

LXXIII.

Des Myrtacées.

Punica granatum.
Myrtus communis.

LXXIV.

Des Rosacées.

Rosa rubiginosa.
Amygdalus communis,
— Persica.
Armeniaca vulgaris.
Prunus spinosa,
— Domestica.
Cerasus avium.
Sorbus domestica.
Potentilla divaricata.
Geum urbanum.
Poterium sanguisobra.
Pyrus communis,
— Malus,
— Cydonia.
Agrimonia eupatoria.
Geum sylvaticum.
Potentilla argentea,
— Hirta, Valderia,
— Caulescens, Lupinoïdes,
— Splendens, Crassinervia.
Poterium hybridum,
— Spinosum.
Rosa sempervirens,
— Canina, Seraphini.
Rubus fruticosus.
Sanguisorba officinalis.
Cratœgus oxyacantha,
— Pyracantha.
Pyrus ancuparia.
Agrimonia odorata.

LXXV.

Légumineuses.

Anagyris fœtida.
Genista corsica,
— Umbellata,
— Lobelii,
— Triquetra,
— Triacanthos.
Melilotus officinalis,
— Parviflora.
Ononis arvensis,
— Cherlerii,
— Alopecuroides,
— Mitissima.
Medicago officinalis,
— Marina,
— Lupulina.
Lotus hispidus,
Ulex provincialis.
Spartium junceum,
— Gymnospterum.
Genista caudicans,
— Salzmanni, Scorpius,
— Hispanica, Cinerea,
— Monsperma.
Cytisus laburnum,
— Triflorus, Spinosus,
— Lanigerus, Candicans,
— Linifolius, Capitatus,
— Argenteus.
Adenocarpus parvifolius.
Ononis viscosa,
— Fruticosa,
— Ornithopodioïdes,

— Angustissimus,
— Gracilis.
Trifolium strictum,
— Stellatum,
— Arvense,
— Angustifolium,
— Procumbens,
— Pratense,
— Subterraneum,
— Vesiculosum,
— Bacconi.
Viccia cracca,
— Sylvatica,
— Gerardi,
— Angustifolia.
— Hybrida.
Pisum sativum,
— Arvense.
Astragalus monspesulanus,
— Sulcatus,
— Stella.
Ornithopus scorpioïdes.
Lathyrus sylvestris,
— Arvensis.
Lupinus albus.
Phaseolus vulgaris.
Onobrychis crista-galli.
Orobus variegatus.
Cicer arietinum.

— Cenisia, Laxiflora,
— Rechinata, Mollis,
— Altissima, Serrata,
— Variegata.
Anthyllis gerardi,
— Cystisoïdes, Hermaniœ,
— Erinacea, Barba-jovis,
— Vulneraria.
Lotus edalis,
— Ornithopodioïdes,
— Creticus, Cystisoïdes,
— Coïmbrensis,
— Corniculatus.
Trigonella prostrata.
Medicago, circinnata,
— Sativa, Soleïrolii,
— Orbicularis, Lappacea,
— Disciformis, Prœcox,
— Minima, Maculata,
— Sphœrocarpos, Hirsuta,
— Serrata.
Melilotus italica,
— Gracilia, Messanensis,
— Sulcata, Elegans.
Dorycnium rectum,
— Parviflorum,
— Suffruticosum.
Psoralea palestina,
— Bituminosa.
Scorpiurus sulcata,
— Acutifolia.
Coronilla emerus,
— Juncea, Stipularis,
— Glauca, Minima.
Erum ervilia.
Viccia cassubica,
— Pseudocracca, Tenuifolia,
— Atropurpurea, Disperma,
— Sativa, Pyrenaïca, Lutea,
— Pallidiflora, Gracilis,
— Narbonensis, Altissima.
Astragalus pentaglottis,
— Sesameus, Hamosus,
— Bœticus, Massiliensis,

— Incanus.
Astrolobium ebracteatum,
— Scorpioïdes.
Ornithopus compressus,
— Perpusillus.
Hippocrepis multisiliquosa,
— Comosa.
Securigera coronilla.
Hedysarum pallidum,
— Coronarium, Humile,
— Capitatum.
Onobrychis saxatilis,
— Caput-Galli.
Lathyrus pratensis,
— Apocea, Sphœricus,
— Angulatus, Setifolius,
— Cicera, Bithynicus,
— Clymenum, Articulatus,
— Ochrus.
Lupinus varius,
— Hirsutus, Angustifolius,
— Luteus.
Ceratonia siliqua.
Cercis siliquastrum.

LXXVI.

Des Térébinthacées.

Pistacia lentiscus,
— Terebinthus.
Pistacia vera.
Rhus coriaria,
— Cotinus.
Cneorum tricoccon.

LXXVII.

Des Rhamnées.

Rhamnus alaternus,
— Corsicus.
Ziziphus vulgaris.
Paliurus aculeatus
Rhamnus catharticus.
— Infectorius, Frangula.

LXXVIII.

Des Évonymées.

Ilex aquifolium.
Evonymus europœus.

LXXIX.

Des Rutacées.

Ruta graveolens,
— Corsica.

Ruta angustifolia,
— Chalepensis, Divaricata.
Peganum harmala.

LXXX.

Des Zygophyllées.

Tribulus terrestris.

LXXXI.

Des Oxalidées.

Oxali acetosella.

Oxalis stricta,
— Villosa, Cornicu'ata.

LXXXII.

Des Géraniées.

Geranium molle,
— Lucidum.
Erodium chamœdrioïdes,
— Baconi,
— Cuneatum,
— Corsicum.

Geranium tuberosum,
— Nodosum, Rotundifolium,
— Columbinum,
— Robertianum, Villosum.
Erodium maschatum,
— Botrys, Gruinum,
— Malachoïdes, Molopoïdes,
— Littoreum, Maritimum,
— Reichardi.

LXXXIII.

Des Ampélidées.

Vitis vinifera.

LXXXIV.

Des Hypéricinées.

Hypericum hircinum,
— Coris,
— Perforatum,
— Dentatum.

Hypericum repens,
— Tomentosum,
— Nummu'arium.

LXXXV.

Des Aurantiées.

Citrus aurantium,
— Limonium.

Citrus medica,
— Risso, Bergamium.

LXXXVI.

Des Malvacées.

Althœa officinalis.
Malva silvestris,
— Rotundifolia,
— Hirsuta.
Lavatera cretica.

Althœa hirsuta,
— Rosea.
Malva ribifolia,
— Circinnata,
— Sylvestris-Hirsuta, Alcea.
Lavatera arborea,
— Napoletana, Trimestris,
— Ambigua, Punctata,
— Maritima.

LXXXVII.

Des Linées.

Linum strictum,
Usitatissimum, Angustifolium

Linum gallium,
— Maritimum, Alpinum.

LXXXVIII.

Des Cariophyllées

Cerastium androsaceum,
— Vulgatum,
— Arvense,
— Heterophyllum.
Cucubalus behen,
— Baciferus.
Lychnis corsica,
— Flos-cuculi.
Dianthus cariophyllus,
— Prolifer,
— Armeria.
Spergula saginoïdes,
— Arvensis.
Saponaria officinalis,
— Vaccaria.
Silene corsica,
— Gallica,
— Fruticosa,
— Acaulis,
— Rupestris,
— Serica,
— Italica,

Cerastium tenue,
— Semidecandrum,
— Soleirolii, Macrorhiza,
— Strictum.
Gypsophila saxifraga.
Lychnis cœlirosa,
— Dioïca, Coronaria,
— Githago.
Velesia rigida.
Gouffeia arenaioïdes.
Buffonia annua,
— Perennis.
Mœrhingia muscosa.
Sagina urceolata,
— Procumbens.
Spergula pilifera,
— Glabra.
Dianthus barbatus,
— Hirtus, Virgineus,
— Superbus, Sylvestris.
Saponaria alsinoïdes,
— Orymoïdes.

— Xeranthema,
— Nicœensis,
— Pauciflora,
— Sabuletorum.
Arenaria serpyllifolia.

Silene nodulosa,
— Alsinoïdes, Mollissima,
— Inflata, Saxifraga,
— Inaperta, Paradoxa,
— Velutina, Cordifolia,
— Sericea, Anglica,
— Spicata, Rubella.
Stellaria media.
Arenaria rubra,
— Media, Tenuifolia,
— Fasciculata, Mucronata,
— Tetraquetra, Ba'earica,
— Trinervia, Cherleria,
— Sedoïdes.

LXXXIX.

Frankéniacées.

Frankenia pulverulenta,
— Lœvis, Intermedia.

XC.

Des Violacées.

Viola odorata,
— Tricolor,
— Biflora,
— Calcarata.

Viola canina,
— Arborescens,
— Nummularifolia,
— Arenaria.

XCI.

Des Cistées.

Cistus monspeliacus,
— Incanus,
— Halimifolius,
— Villosus,
— Salvifolius.
Helianthemum vulgare,
— Halimifolium,
— Lavandulœfolium,
— Juniperinum.

Cistus eriocephalus,
— Albidus, Crispus,
— Creticus, Corsicus,
— Laurifolius, Longifolius.
Helianthemum Alyssoïdes,
— Tuberaria, Guttatum,
— Ledifolium,
— Plantagineum,
— Inconspicuum, Fumana,
— Glutinosum,
— Thymifolium.

XCII.

Des Capparidées.

Capparis spinosa.

XCIII.

Des Hérables.

Acer campestre.

XCIV.

Des Fumariacées.

Fumaria officinalis,
— Parviflora,
— Valantii.
Fumaria leucantha,
— Media.

XCV.

Des Papavéracées.

Papaver rhœas,
— Somniferum.
Chelidonium majus.
Hypecoum procumbens.
Roemeria hybrida.
Glaucium flavum.
Papaver roubiœi,
— Setigerum.
Hypècoum pendulum.

XCVI.

Des Nymphacées.

Nymphœa alba.
Nuphar lutea.

XCVII.

Des Berbéridées.

Berberis vulgaris.
Berberis cretica.

XCVIII.

Des Crucifères.

Cheiranthus cheiri,
— Tricuspidatus.
Raphanus sativus (j),
— Raphanistrum.
Cohclearia glastifolia.
Draba olympica,
— Verna,
Nasturtium officinale,
— Pyrenaicum, Montanum,
— Medium.
Mathiola sinuata,
— Tricuspidata.
Barbara denudata,
— Pusilla.

Cardamine bacconi,
— Hirsuta,
— Grœca.
Hesperis biflora,
— Calcarata.
Barbara vulgaris.
Sisymbrium officinale,
— Nasturtium.
Thlaspi bursa-pastoris,
— Scapriflorum,
— Perfoliatum.
Brassica oleracea,
— Campestris,
— Rapa,
— Eruca,
— Napus.
Lepidium humifusum,
— Draba.
Sinapis nigra.

Arabis verna.
— Sagittata.
Cardamine glaucescens,
— Resedifolia.
Pteroneurum grœcum.
Alysum corsicum,
— Maritimum.
Erophila vulgaris,
— Oblonga, Precox.
Thlaspi capiflorum.
Hutchinsia brevistyla.
Theesdalia iberis.
Biscutella ciliata,
— Levigata, lepidium.
Cakile maritimum.
Malcomia maritima,
— Littorea, Parviflora.
Hesperis ramosissima,
— Matronalis, Tricolor,
— Nummularifolia.
Brassica rectangulari.
Capsella bursa-pastoris,
Sinapis arvensis,
— Incana.
Alliaria officinalis.
Diplotaxis erucoïdes,
— Tenuifolia.
Rapistrum hypogœum,
— Perenne, Orientale.
Raphanus raphaniflorus.

XCIX.

Des Rénonculacées.

Ranunculus aquatilis,
— Bullatus,
— Monspeliacus,
— Palustris,
— Bulbosus,
— Montanus,
— Pedunculatus.
Helleborus lividus vel corsicus,
— Niger.

Ranunculus cordigerus,
— Corsicus, Flammula,
— Repens, Philonotis,
— Muricatus, Trilobus,
— Acris, Ophioglossifolius,
— Lanuginosus, Insulanus,
— Seguierii.
Garidella nigellastrum.
Helleborus argutifolius,
— Trifoliatus.

Clematis vitalba ,
— Balearica ,
— Flammula.
Myosurus minimus.
Nigella damascena.
Delphinum ajacis ,
— Staphisagria.
Pœonia officinalis (Tralonca)
Ficaria ranunculoïdes.
Anemone arvensis ,
— Pulsatilla ,
— Nemorosa.
Ceratocephalus falcatus.
Adonis Œstivialis ,
— Annua.
Hepatica triloba.
Thalictrum majus ,
— Nigricans.
Clematis polimorpha ,
— Cirrhosa.
Delphinum peregrinum.
Aconitum intermedium ,
— Anthora.
Pœonia russi.
Anemone alpina ,
— Apenina , Baldensis ,
— Stellata , Coronaria.

C.

Des Composées.

Arnica corsica.
Bellis annua ,
— Sylvestris ,
— Perennis.
Bellium bellioïdes.
Barkhansia bellidifolia.
Balsamita virigata.
Buphtalmum spinosum.
Gnaphalium montanum ,
— Angustifolium.
Chrisanthemum myconis ,
— Leucanthemum ,
— Monspeliense.
Cynora humilis.
Eupatorium cannabinum.
Carduus marianus ,
— Fasciculifloris ,
— Cephalorithus.
Carthamus creticus.
Centaurea solstitialis ,
— Calcytrapa ,
— Conifera ,
— Filiformis ,
— Napifolia.
Balsamita ageratifolia.
Gnaphalium microphyllum ,
— Germanicum , Gallicum ,
Etychrysum frigidum ,
— Angustifolium.
Filago pygmœa ,
— Supinus.
Chrisanthemum segetum ,
— Perpusillum, Coronarium,
— Tomentosum.
Eupatorium soleirolii ,
— Corsicum.
Cineraria bicolor .
— Maritima.
Tussilago farfara.
Carthamus lavatus ,
— Multifidus, Lanatus.
Doronicum pardalianches.
Aster acris ,
— Tripolium.
Erigeron canadense,
Conizor sicula ,
— Squarosa , Saxatilis .
— Sordita.

Matricaria camomilla.
Senecio vulgaris,
— Doria,
— Flabellatus,
— Abrotanifolius.
Inula helenoïdes,
— Odora,
— Salicina,
— Viscosa.
Anthemis arvensis.
Achillea millefolium.
Santolina rosmarinifolia.
Calendula arvensis.
Taraxacum dens-leonis.
Robertia taraxacoïdes.
Tragopogon hirsutum,
— Arvensis.
Urospermum dalechampii.
Lactuca virosa,
— Tenerima,
— Valigna.
Hieracium cymosum,
— Piloselloïdes.
Micropus pygmœus.
Onopordum horridum.
Pyretrum minimum.
— Tomentosum.
Seriola urens,
— OEthnensis,
— Taraxacoïdes.
Solidago nudiflora.
Tussilago petasites.
Cichorium endivia,
— Intybus.

Inula crithmoïdes,
— Suaveolens, Christi,
— Dysenterica, Montana.
Ambrosia maritima.
Senecio jacobea,
— Humilis, Lividus,
— Aquaticus, Fœniculaceus,
— Crassifolius.
Anthemis altissima,
— Cotula, Peregrina,
— Incrassata, Mixta,
— Fuscata, Nobilis,
— Alpina, Maritima,
— Biaristata, Pyretrum.
Achillea tomentosa,
— Ageratum, Ligustica.
Carduus leucographus,
— Acanthoïdes, Tenuiflorus,
— Pycnocephalus,
— Cephalantus.
Santolina viridis,
— Incana.
Xanthium macrocarpum.
Tagetes lucida.
Carduncellus tingitanus,
— Cœruleus.
Onopordum virens,
— Illyricum, Horridum.
Silybum marianum.
Crisium acarna,
— Casabonæ, Italicum,
— Syriacum, Stellatum.
Cynara cardunculus,
— Humilis, Corsica.
Tragopogon porrifolium,
— Crocifolium,
— Angustifolium.
Centaurea apula,
— Aspera, Splendens,
— Galatites, Pectinata,
— Collina, Sonchifolia,
— Melitensis,
— Sphœrocephala,
— Salmantica, Paniculata.

— Pullata, Maculosa, Cyanus
Cnicus syriacus.
Carlina lanata.
— Vulgaris, Corymbosa.
Stœhelina dubia,
— Arborescens.
Atractylis cancellata, Humilis
Scolymus maculatus,
— Hyspanicus.
Urospermum picroïdes,
— Asperum.
Picridium vulgare.
Chondrilla muralis, Juncea.
Prenanthes viminea, Bulbosa.
Lampsana communis,
— Minima, Rhagadiola.
Rhagadiolus edulis, Stellatus.
Zacintha verucosa.
Pterotheca nemausensis.
Hedypnois mauritanica.
Crepis virens,
— Biennis, Taurinensis,
— Hispida, Bursifolia.
Helmintia echioïdes.
Picris pauciflora.
Hieracium alpinum,
— Pilosella, Sabaudum,
— Murorum.
Drepania barbata, Ambigua.
Andryala integrifolia,
— Sinuata.
Seriola cretensis, Depressa.
Geropogon glabrum.
Hypochœris radicata,
— Pinnatifida.
Thrincia tuberosa.
Scorzonera minuta,
— Hispanica.
Hyoseris scabra,
— Hedypnois, Cretica,
— Muritanica.

A Messieurs les Médecins de la Corse.

MESSIEURS,

En arrivant à cette troisième partie de mon Mémoire permettez-moi de rappeler à votre esprit les récriminations qui s'élevèrent contre moi, lorsque je présentai mon travail à l'Académie Royale de Médecine de Paris. Quelques individus, restés inconnus jusqu'ici, m'imputèrent d'avoir cherché à répandre des idées tout-à-fait défavorables à la bonne opinion dont vous jouissez généralement comme médecins. Et, d'après eux, j'aurais moins eu en vue d'offrir à l'Académie des considérations sur la science que de médire de mes confrères. Si pareille audace eût existé chez moi, ils auraient été en droit de m'adresser des reproches bien mérités : il eût fallu fléchir, faire amende honorable et avouer ma faiblesse et mon égarement. Mais comme les torts qui me furent attribués en cette circonstance ne pouvaient établir chez mes critiques une conviction qu'autant qu'ils auraient pu acquérir eux-mêmes une connaissance parfaite de mon travail, ce dont ils ne pouvaient se flatter, ne l'ayant ni lu ni vu, je dus penser dès lors que les attaques dirigées contre moi étaient plutôt l'effet d'une trop grande susceptibilité de leur part que d'un juste ressentiment d'indignation contre mes propres assertions. Je fus étonné de me voir baffouer si injustement par eux ; je le fus d'autant plus que, dépouillé de toute prévention, j'avais écrit mon Mémoire sous l'inspiration du plus sincère patriotisme. Quelle idée concevoir de mes censeurs, si ce n'est que j'avais à faire à des hommes étrangers tout-à-fait à notre art et qui se plaisaient à faire de l'esprit en dépit du bon sens. Aussi, je ne pus me défendre de répondre à leurs reproches amers, même dans des termes aussi peu mesurés que les leurs. La part que prirent à ma défense quelques uns de mes collègues du pays, venant me confirmer davantage dans l'opinion que je m'étais formée de mes détracteurs, je me résignai au silence. La lutte cessa; mais l'mpression que vous en reçûtes ayant peut être pu laisser dans vos esprits quelque doute sur la véracité de mes allégations, j'ai senti le besoin, en livrant mon travail à la publicité, de revenir quoique avec répugnance sur ces faits antérieurs.

Je laisse à vous autres maintenant, Messieurs, le soin de rapprocher la critique d'avec mon ouvrage et de prononcer sur la valeur de l'une ou de l'autre. Intimement convaincu de l'impartialité avec laquelle vous procéderez à cet examen, je ne saurais douter un seul instant de votre empressement à rendre hommage à la vérité.

J'ose me persuader que vous saurez distinguer les motifs qui m'ont dirigé dans mes recherches. Vous parviendrez par là à connaître aisément les sentiments, dont je suis animé envers vous et envers mon pays. Vous vous convaincrez, je n'en doute pas, de la pureté de mes intentions. Vous verrez également que le plus puissant moyen de faire progresser la science et de rendre d'importants services à l'humanité, c'est d'établir, entre les divers confrères, un commerce réciproque de leurs connaissances particulières, de les discuter avec le calme de la réflexion et de les valider ainsi par le raisonnement et l'expérience.

Partant de ce principe, vous applaudirez, j'en suis sûr, aux généreux efforts de vos collègues de l'arrondissement de

Corté, lorsque l'amour de la science et du bien public les porta à jeter les bases d'une société scientifique, propre à introduire parmi nous le goût des recherches et à entretenir une louable émulation entre des hommes appelés par leur position et leurs connaissances à faire prospérer le pays où ils ont reçu le jour.

Oui, Messieurs, je me plais à le dire encore, vous applaudirez aux efforts de vos collègues de Corté, dont les vues tendent uniquement à l'amélioration physique et morale de notre belle Corse! Et pour peu que vous réfléchissiez aux heureux avantages qu'on est en droit d'attendre de cette institution, j'ai lieu d'espérer que vous n'hésiterez pas à vous associer à leurs travaux.

Par ce concours unanime, le pays recevra de vous les plus grands bienfaits. Rien n'échappera à vos investigations. Nos compatriotes, éclairés par vos démonstrations et encore plus par l'exemple que vous leur donnerez, sauront mieux apprécier leurs positions respectives, et on les verra bientôt se livrer aux travaux les plus utiles.

Aussitôt l'esprit d'association introduit parmi eux, l'industrie, le commerce, les arts ne tarderont pas à trouver en Corse, comme jadis dans la vieille Grèce, un asile digne à la fois de la fécondité de son sol, de la richesse de ses mines et de la beauté de ses roches. Cette gloire si belle à recueillir, Messieurs, semble vous être réservée en grande partie. A vous l'honneur du premier pas!

Croyez aux sentiments d'estime et de bonne cordialité avec lesquels je ne cesserai d'être.

A. VANNUCCI.

TABLEAU

TOPOGRAPHIQUE ET MÉDICAL

DE L'ILE DE CORSE.

TROISIÈME PARTIE.

LÉGER APERÇU

Sur l'état actuel de la Médecine en Corse.

63. Après avoir donné une idée de la situation géographique de la Corse, de sa structure naturelle, de son climat, de la nature de son territoire, de ses produits, de son état physique en général, j'essaierai de tracer le tableau des maladies qui affectent ses habitants, de faire connaître, d'après mes propres observations l'état de la médecine populaire et les moyens dont les praticiens font le plus d'usage dans leur pratique. Dans un travail à peine ébauché encore, j'ai rangé les maladies d'après les saisons, division qui m'a paru très-convenable, vu que la plupart des maladies qui se manifestent au printemps, sont en général de nature différente de

celles qui se montrent dans l'été et ainsi de suite. Ce n'est pas ce plan que je suivrai dans cet aperçu, car cela exigerait un quadre moins étroit et il faudrait entrer dans des détails fort minutieux, incompatibles avec la brièvete de ce premier essai. Je me contenterai donc, pour plus de clarté et d'ordre, d'indiquer seulement les maladies qui règnent plus communément dans une saison que dans l'autre. Mais d'abord, disons quelques mots des habitants de la Corse.

64. Les Corses sont généralement d'une taille moyenne, d'une constitution forte et robuste. Les tempéraments nervoso-sanguin et bilioso-sanguin sont les plus répandus. Les Corses sont naturellement sobres. Dans les campagnes ils se nourissent ordinairement de légumes et de laitages. Ils font aussi un grand usage de viandes salées. Les habitants des montagnes se font distinguer autant par la légèreté du corps que par la finesse de l'esprit et le développement de l'intelligence. Ils sont très-actifs et s'acquittent de tout avec adresse et promptitude. Ils mènent une vie laborieuse. Leurs occupations sont dirigées presque entièrement vers la culture du sol; il y a parmi eux très-peu d'individus qui se livrent à d'autres genres d'industrie. Ce n'est que dans les villes, où le commerce a pris un certain essor, que l'on rencontre quelques ouvriers adonnés aux arts mécaniques.

65. Les Corses qui habitent les plaines sont en général plus lourds, plus moux, plus languissants; ils ont le teint blême ou basané, les cheveux et la barbe noirs, l'angle facial moins saillant et pour cette raison, peut-être, moins d'énergie.

66. Les habitants du Niolo, canton situé au milieu des plus hautes montagnes, sont les plus forts, les plus robustes et les plus élancés de tous les habitants de l'île. On les regarde communément comme appartenant à l'espèce primitive du pays. Leur position au milieu de montagnes inaccessibles, et leur goût naturel pour la vie pastorale semblent être les causes, qui se sont opposées jusqu'ici à leur mélange avec les hétérogènes et par conséquent à leur dégénération.

67. Dans les villes, on vit avec aisance et d'après les usages du continent : on y trouve toutes les commodités possibles. Bastia, Ajaccio, Corté sont les villes principales de la Corse.

68. Bastia, située sur le bord de la mer à l'Est, a une population de 14 à 15,000 âmes. Elle est très-exposée au vent de l'Ouest; du reste elle jouit d'une douce température. Ses alentours sont très-bien cultivés; on y voit un très-grand nombre de jardins dont l'oranger, le citronnier, le grenadier et une foule d'autres arbres font le plus bel ornement. La culture de ces arbres y obtient le plus grand succès. Les fruits sont ordinairement très-précoces,

beaux et exquis. — Cette ville possède un petit théâtre très-suivi pendant l'hiver ; un fort qui domine la ville et le port. Ce port consiste en une anse fermée en partie par un mur qu'on appelle le *Molo* ; les batiments y sont exposés à la marée et au vent de *Scirocco*. Mais ce que l'on trouve de plus remarquable à Bastia ce sont les églises. Les habitants de cette ville ont naturellement beaucoup de dévotion et aiment les pompes religieuses ; aussi, leurs églises sont-elles décorées avec luxe et magnificence. Les Bastiais sont très-polis et très-affables. Le luxe qui s'est introduit parmi eux d'une manière très-rapide, loin d'avoir corrompu la simplicité de leurs mœurs n'a fait que les exciter davantage à l'amour du travail et de l'industrie. Bons navigateurs et habiles commerçants, les habitants de Bastia ont saisi avec avidité ces deux genres d'industrie. Déjà on les voit prospérer et devenir les soutiens du commerce de toute la Corse.

69. Ajaccio, située à l'Ouest, sur les bords d'un des plus beaux golfes de la Méditerrannée, a une population de 8 à 9,000 âmes. La culture n'y est pas aussi avancée qu'à Bastia, néanmoins il y a beaucoup de vignes et d'arbres fruitiers. Le climat d'Ajaccio est le plus tempéré de la Corse. Il serait un séjour très-salutaire pour les phtisiques (28) pendant l'hiver, attendu que les variations atmosphériques y sont rares. En été seulement il y fait parfois trop chaud.

Cette ville s'agrandit tous les jours. Les autorités n'ont rien négligé jusqu'ici pour son embellissement. M. De Lantivy est un des Préfets de la Corse qui a le plus contribué à étendre les agréments de cette ville. C'est à ses sollicitations que l'on doit la fondation du palais de la préfecture, de l'hôtel de ville et du théâtre. A la vérité les projets en avaient été formés depuis long-temps, mais M. De Lantivy a eu la gloire de les faire exécuter. — Dans le golfe on pêche souvent du corail d'une grande beauté au dire des connaisseurs (29). — La ville d'Ajaccio va bientôt posséder un nouveau monument érigé en l'honneur de l'homme extraordinaire auquel elle a donné le jour. C'est une colonne en granit corse, extraite de la carrière d'Algaïola, sur laquelle reposera la statue de Napoléon. Ce nom suffit à lui seul pour éterniser la mémoire de ce pays.

70. Corté se trouve au centre de l'île, sur le penchant d'une colline qui domine une vaste plaine, arrosée par trois rivières d'une eau toujours claire et limpide. Sa population est d'environ 4,000 âmes. La ville est construite en forme d'amphitéâtre. Elle est dominée par un château fort, bâti sur un rocher qui s'élève en cône sur la ville. Les alentours de Corté sont beaux. La culture y a fait des progrès depuis quelques années. On y cultive la vigne, le blé, l'olivier, le mûrier et une foule d'arbres fruitiers. Les maisons sont toutes bâties en granit. Les

montagnes qui sont en face de la ville, à une distance d'une à deux lieues, sont peuplées de villages et offrent aux yeux l'aspect le plus agréable. — Les habitants de Corté sont en général très-laborieux. Cette ville commence à étendre son commerce au loin. Il n'y a pas de manufactures, mais le goût de l'industrie gagne de plus en plus parmi ses habitants. — Corté était autrefois le siège du gouvernement national. Paoli, chef de ce gouvernement en avait fait sa résidence. Elle a donné le jour au Roi Joseph (30), et à plusieurs hommes de talent qui se sont distingués dans les évènements du pays et de la patrie. Tels sont les Arrighi, les Gafforio, les Boerio etc. (31). Cette ville a manqué toujours d'établissements propres à l'instruction et à l'éducation de la jeunesse. Cependant ce pays n'a pas laissé, malgré ce dénûment absolu de ressources littéraires, de fournir son contingent aux arts (32), aux lettres et aux sciences.

MALADIES.

71. Parmi les maladies qui règnent en Corse, les plus communes sont les fièvres intermittentes. Elles dégénèrent souvent en épidémies. C'est ordinairement vers la fin de l'été et pendant l'automne qu'elles se déclarent sous cette forme. Elles envahissent souvent tout un canton, parfois toutes

les populations de l'île. Cela a lieu surtout dans les années dont l'hiver et le printemps ont été pluvieux et l'été très-chaud. Mais cela s'observe encore plus particulièrement quand les vents du Sud ont persisté pendant l'été, ainsi que nous l'avons déjà dit plus haut.

72. Dans l'été la plupart des maladies de nature inflammatoire ont leur siége dans les viscères abdominaux ou cérébraux. Ainsi, indépendamment des fièvres intermittentes qui se développent le plus ordinairement dans les mois d'août et de septembre après la moisson, on observe des fièvres symptomatiques; telles sont les entérites, les hépatites, les néphrites, les gastro-entérites, les gastro-encéphalites, les arachnoïdites, les méninginites. En général ces maladies présentent rarement des complications dans cette saison. Les symptômes qui caractérisent les inflammations des viscères de l'abdomen sont la douleur, la chaleur à la peau avec fréquence du pouls qui varie beaucoup selon l'âge, la constitution de l'individu et l'époque de la maladie. Dans les inflammations des intestins il y a souvent constipation ou diarrhée, bouche pâteuse ou sèche; la langue est rouge, fendillée ou recouverte d'un enduit blanchâtre. S'il s'agit d'une inflammation du foie ou d'une gastro-hépatite, outre la douleur locale, on remarque des nausées, des vomissements, des selles fréquentes de matières molles et vertes;

la conjonctive des yeux est jaunâtre ainsi que la peau ; les urines sont rares et chaudes.

73. Dans l'automne ces différentes maladies, quand elles existent, prennent un caractère plus imposant et deviennent plus graves à cause des complications qui les accompagnent. C'est dans cette saison que l'on remarque quelquefois des fièvres ataxiques, tiphoïdes ou malignes. Un affaissement général, la prostration des forces, l'anorexie, le tremblement de la langue et des membres, les fongus des gencives, les rapports nidoreux, l'haleine fétide, la pâleur et l'aspect terreux de la peau, les sueurs nocturnes, le délire, le coma, la stupeur, la rougeur des yeux, le rire involontaire, les pleurs, les désirs immodérés, sont les phénomènes qui caractérisent le plus souvent ces terribles affections. L'engorgement des parotites dans les fièvres malignes est un signe dont le pronostic est toujours des plus funestes. Les malades chez lesquels se présente cet épiphénomène finissent presque toujours par le marasme et la mort. Peu de ceux qui sont attaqués de cette maladie échappent à cette fin déplorable, sans perdre l'usage de quelqu'un de leurs sens. Ainsi, les uns restent aveugles, les autres muets et sourds, d'autres enfin bègues ou sans pouvoir faire usage de la parole, attendu l'état paralitique de la langue.

74. En hiver la scène change. On ne voit plus de fièvres intermittentes au début ; mais plusieurs des

individus qui les ont prises en automne, les portent souvent pendant tout l'hiver et quelquefois pendant une ou plusieurs années.

75. Les maladies qu'on observe dans la saison du froid sont les congestions sanguines à la tête et à la poitrine ; les fièvres cérébrales, les rhumes ou bronchites, les pleurésies, les péripneumonies, les amigdalites, les coriza, les rhumatismes, accès de goute, artrite, plérodinie, douleurs musculaires ; les névralgies : telles sont principalement la scyatique, le mal aux dents et enfin les fluxions des joues. Les moins exposés dans l'hiver, m'ont paru être les vieillards et ceux en général qui se livrent peu à la fatigue et qui ne font qu'un exercice modéré. Au printemps, au contraire, les vieillards et les enfants sont ceux que la maladie frappe plus communément. Les vieillards sont alors sujets à contracter des catarrhes et à succomber à des congestions sanguines vers la tête. Les enfants sont affligés par les maladies erruptives, la coqueluche et les vers intestinaux. C'est aussi dans cette saison qu'on voit paraître beaucoup de maladies de peau, comme la gâle, la teigne, les dartres, les boutons à la face, les furoncles, les anthrax, les gerçures de la peau, des lèvres et enfin la réapparition de vieux ulcères qui avaient disparu dans la saison précédente.

76. Parmi les maladies chroniques que l'on observe en Corse, les plus connues sont le cancer des

joues et de l'anus ; les vieux ulcères des jambes ; les varices des membres inférieurs ; les varicocèles ; les hydrocèles ; les hydropisies de l'abdomen ; l'anasarque y est produit presque toujours par les fièvres intermittentes ; l'hydro-thorax par des pleuritesnégligées. Il se présente aussi quelque cas d'éléphantiasis ; la maladie de Pott, les affections scrophuleuses (33) et scorbutiques se montrent rarement, mais chez les femmes on rencontre beaucoup d'aménorrhée, de métrorrhagies et de chloroses. J'ai observé chez une jeune femme de 18 à 19 ans une hémacélinose qui a cédé à l'emploi des saignées générales et des préparations de quinquina, combinées avec l'eau férée et la limaille de fer. Cette malade était de Bastia, fille d'un marin et lingère de profession. Elle habitait une chambre un peu humide sur les bords du port. Tous les 8 ou 15 jours, ses bras, ses jambes et son cou se couvraient de petites taches (pétéchies) noires et rougeâtres de la largeur d'une tête d'épingle ; son visage devenait plus animé. Ces signes annonçaient toujours une hémorrhagie par le nez. Effectivement le sang paraissait dans les 24 heures. Quelques heures après la sortie de cette humeur, les petites taches ou pétéchies s'évanouissaient et la malade reprenait ses forces. Mais la pâleur de la peau et des gencives était des plus marquée. Cette jeune femme n'avait jamais été réglée, à la suite du traitement que je lui fis subir, les menstrues s'établirent et peu de temps après elle fut guérie.

77. Tel est le tableau des différentes maladies qui se présentent en Corse. A la vérité, elles ne sont pas constantes ; on ne les observe pas tous les ans, mais elles reparaissent dans certaines circonstances et c'est presque toujours sous l'influence de certaines constitutions atmosphériques qu'elles se développent. Les fièvres intermittentes sont entre toutes, celles qui paraissent tenir à une cause locale et que l'on peut regarder comme endémiques. Aussi, y a-t-il des lieux où elles sont plus communes et cela en raison des exhalaisons qui semblent être produites par des eaux stagnantes des marais ou des terrains humides. On a encore remarqué que dans la plupart des lieux bas, dans les plaines entourées de montagnes et arrosées par des rivières, où l'air est comme dans un état de torpeur, ces fièvres surgissent tous les ans à l'époque des moissons. Les personnes qui se livrent à ce genre de travail quittent rarement ces lieux sans en être attaquées.

78. Les moyens curatifs qu'on emploie, dans tant de maladies varient autant qu'il y a de cas différents. En Corse la pratique des médecins est basée généralement sur les symptômes. Ils s'attachent par conséquent à combattre une maladie d'après les indications qui leur sont fournies par les phénomènes qu'elle présente. Si les succès qu'ils obtiennent fré-

quemment dans leurs cures ne venaient à l'appui de leur méthode, il y aurait à supposer que ce fut moins le principe ou la cause qu'ils ont en vue de détruire que le symptôme prédominant qui seul, à leurs yeux, semblerait constituer la véritable maladie. Les principes de vigueur et de faiblesse sont néanmoins les points de départ de tous les maux qui affligent l'espèce humaine. De là, ils établissent deux classes de maladies : maladies de vigueur ou de forces accrues, et maladies de faiblesse ou de manque de forces. Ces forces peuvent être considérées de deux manières, ou comme appartenant à toute l'organisation de la machine humaine ou comme appartenant à une seule de ses parties. Les premières sont appelées vitales, les secondes organiques. De cette distinction naît aussi la division des maladies générales et locales, ou pour mieux dire, maladies dont la cause morbifique porte son action sur tout un système, et maladies dont la cause primitive est limitée et n'agit que sur un seul organe ou partie d'un système. Ainsi le point de côté est une maladie locale; les fièvres ataxiques, les fièvres intermittentes sont des maladies générales.

79. D'après ce raisonnement les médicaments introduits dans l'organisation doivent agir aussi de deux manières : savoir, ils sont, ou absorbés, mis en circulation et leur action se généralise, ou ils ne le sont pas et alors ils agissent localement. Ainsi,

l'émétique donné comme vomitif, porte son action sur le tube digestif et les effets qu'il produit nous avertissent que cette action est circonscrite, tandis qu'il nous montre le contraire lorsqu'il est administré comme débilitant tel que dans les péripneumonies. La saignée générale, on la regarde comme débilitante ou dérivative. Elle est employée dans le premier cas lorsqu'il y a pléthore, comme dans les fièvres intermittentes; dans le second, quand on veut détourner ou diminuer l'affluence des humeurs vers un point affecté, comme dans le point de coté, la fièvre cérébrale, etc. L'opium, le tartre stibié, l'ipécacuanha, la digitale, donnés à petites doses sont regardés comme appartenant à la première section de médicaments, dont l'action se généralise; mais la rhubarbe, le jalap et en général tous les cathartiques sont placés au nombre des médicaments dont l'action se localise. Il y aurait encore beaucoup à dire sur les propriétés des substances médicamenteuses, telles qu'on les considère en Corse, mais le cadre étroit dans lequel je me suis renfermé ne me permet pas d'entrer dans de plus amples détails à ce sujet. Je borne donc ici toutes mes considérations à l'égard de la thérapeutique de ce pays.

80. Je dois faire observer cependant que tout ce que je viens de dire sur les principes fondamentaux de la science en Corse, ne forme pas un corps de

doctrines auquel se rattachent toutes les opinions. Il y a parmi les hommes de l'art de ce pays, des praticiens distingués et dont les connaissances sont le résultat de longues études faites dans les principales facultés de l'Italie et de la France. C'est surtout chez les jeunes docteurs de l'époque que se trouvent le goût des recherches et cet esprit d'observation auxquels sont dus tous les progrès que nos plus grands maîtres ont fait faire à la science depuis un certain nombre d'années. Animés du désir de travailler au perfectionnement de l'art, ces jeunes docteurs marchent constamment dans la voie de l'observation et ne s'écartent point des principes qu'ils ont puisés dans les grandes écoles du continent.

81. Essayons maintenant de faire connaître successivement le traitement spécial qu'on applique à chaque genre de maladie en particulier.

82. *Angines*. On oppose à ces maladies les adoucissants, les boissons sudorifiques et calmantes, comme les infusions de violettes, de guimauve, de sureau, de tilleul; les gargarismes miélés, le repos, la diète et surtout le séjour au milieu d'une température plus douce. En Corse on n'emploie les saignées contre ces maladies que lorsqu'elles sont intenses et accompagnées de la fièvre. Elles sont ordinairement peu dangereuses, excepté lorsqu'elles constituent le croup : elles deviennent alors très-

meurtrières. Heureusement on voit rarement ces maladies se revêtir du caractère de cette funeste épidémie. Je me souviens n'avoir vu le croup (34) régner épidémiquement à mon pays qu'une seule fois. Plusieurs de ceux qui en furent atteints en héritèrent un coriza qu'ils ont porté long-temps.

83. *Bronchite*, *Pleurésie*, *Pneumonie*. Elles reçoivent à peu près les mêmes soins qu'en France. Cependant on saigne rarement et peut-être jamais dans la bronchite. On combat plutôt cette affection avec l'ipécacuanha, les boissons miélées, l'infusion de violettes et de coquelicots, en faisant rester le malade dans le repos et surtout en l'obligeant à garder le lit pour maintenir la peau dans un état de moiteur continuelle. Je dois faire observer que la plupart ne soignent pas cette maladie de la sorte et que le traitement que je viens d'indiquer ne s'applique le plus généralement qu'aux femmes et aux personnes à qui une constitution délicate ne permet pas de se livrer à des excès souvent dangereux. Ainsi le plus grand nombre des jeunes gens que la vivacité du caractère et l'inconstance de l'âge ne laisserait pas supporter long-temps la privation des plaisirs de la chasse et des autres amusements, se guérit le plus souvent par une longue course et une abondante transpiration. Les uns trouvent leur guérison dans les fatigues de la chasse et des voyages, les autres enfin dans l'usage des boissons spiritueuses

et stimulantes telles que le vin chaud et le punch. — La pleurésie et la pneumonie tuent beaucoup de malades ; car le manque de connaissances sthétoscopiques chez la plupart des médecins, exige une longue pratique pour les reconnaître. Elles sont assez fréquentes dans l'intérieur de l'île. Cependant lorsque nos praticiens ont le bonheur de diagnostiquer ces maladies dès leur début, la guérison en est presque aussi prompte que l'invasion. Elles attaquent de préférence les boulangers, les charpentiers, les laboureurs, les oisifs qui passent leur temps dans les cafés à boire des liqueurs et des boissons trop excitantes, et enfin tous ceux qui s'exposent à un exercice immodéré, n'ayant pas garde de se prémunir contre les changements brusques de la température. Ces maladies sont presque toujours précédées d'un frisson plus ou moins long, accompagné souvent de gêne dans la respiration. Bientôt après, un point douloureux se manifeste sur l'un des côtés de la poitrine ; une chaleur sèche succède au froid, la langue devient rougeâtre et fendillée, le pouls dur, fort et fréquent ; la figure très-animée exprime l'anxiété. C'est ordinairement à l'aide de ces signes que nos praticiens établissent leur diagnostique. Les uns font consister le vrai caractère de ces maladies dans la fixation de la douleur ; les autres, qu'une longue expérience a fait approfondir les lois de la circulation du sang, veulent que le signe infaillible existe dans les mouvements du cœur et des artères. Ils allèguent pour raison les affections avec absence de douleur, appelées vulgairement *punture sorde*. Le traitement de ces maladies n'a varié presque jamais. Dans ces derniers temps néanmoins, il a subi quelques modifications que le goût des systèmes a paru amener parmi nos médecins. — La saignée générale est le remède par excellence. On la réitère, selon les indications, plusieurs fois dans le courant de la maladie. Une diète sévère, des boissons miélées, la tisane d'orge, une limonade minérale, composée de crême de tartre sont les auxiliaires dont on accompagne le plus ordinairement la saignée. Les nouveaux médecins, imbus des principes de l'école de Bologne et de la médecine phisiologique, ont mis en jeu le tartre stibié à l'intérieur et l'application des sangsues sur la poitrine. Le tartre stibié a été employé avec beaucoup de succès. Ce n'est toutefois que dans les cas où le malade ne peut supporter les saignées répétées à de courts intervalles, qu'on a recours à l'usage du tartre stibié et du kermès minéral à haute dose. M. Antonmori de Zalana, arrondissement de Corté, est le premier, à ma connaissance, qui tenta d'introduire en Corse, la méthode Rasorienne. Les bons effets qu'il obtint de l'usage des contrestimulants, ne tardèrent pas à attirer sur lui l'attention générale. De grands succès lui avaient assuré déjà la réputation la plus brillante parmi ses compatriotes, lorsque une mort prématurée vint l'enlever à ses malades et à ses nombreux amis.

84. *Coliques et rétentions d'urine*. Dans ces cas, on a recours aux bains tièdes, aux fomentations émollientes. Lorsqu'elles résistent trop long-temps à ces premiers secours, on emploie la saignée contre la colique, et pour la rétention, la bougie et la sonde de gomme élastique. Un grand nombre de ceux qui sont sujets aux calculs et aux petits graviers, obtiennent de grands soulagements de l'exercice à cheval. Les eaux d'Orezza et de Puzzichello ont produit des effets surprenants dans ce genre de maladies. Elles ont facilité l'expulsion de ces corps étrangers de la vessie et des reins. L'usage prolongé de ces eaux a opéré la guérison parfaite de plusieurs individus qui étaient tourmentés de ces maladies.

85. *Congestions, apoplexie, hémiplégie et paraplégie, fièvre cérébrale, arachnoïdite, conjonctivite etc.* Ici, la saignée générale et surtout aux pieds joue un grand rôle. On saigne plusieurs fois et jusqu'à ce que la douleur ne diminue d'intensité. Si elle persiste, on la combat alors par des dérivatifs à la peau, à l'aide des vésicatoires aux membres, au cou, et des sinapismes aux pieds. Si la langue est blanchâtre, jaunâtre et la bouche pâteuse, on administre de l'émétique en lavage ou un purgatif quelconque. Le plus fréquemment, c'est l'huile de recin, la manne

ou la crême de tartre. Dans la conjonctivite, lorsque la rougeur de la conjonctive résiste à une ou plusieurs saignées, on a recours à l'ipécacuanha ou à l'émétique comme vomitif. Il est rare qu'on ne triomphe pas de cette maladie par ces moyens. — L'apoplexie, l'hémiplégie et la paraplégie on les attaque d'abord vivement par les saignées générales et locales; ensuite par les escarotiques à la peau, les frictions irritantes d'alcali-volatil, et à l'intérieur, par l'émétique en lavage et les antispasmodiques, tels que l'opium, la noix vomique, et l'acide prussique étendu d'eau. Dans les deux derniers on fait aussi usage de bains aromatiques.

86. Maladies de l'abdomen : *Gastrite, enterite, hépatite, fièvres malignes, ataxiques etc.* Ces maladies, qui, comme je l'ai déjà fait observer, se montrent plus souvent en été et en automne, semblent dépendre de certaines constitutions atmosphériques. Cependant elles m'ont paru se produire aussi sous l'influence d'autres causes particulières, telles que l'usage des fruits qui ne sont pas encore à leur maturité, les travaux de la campagne, l'ingestion de boissons froides, l'abus des liqueurs, les excès de la table etc. Elles s'annoncent quelquefois par un léger frisson, par des vertiges, le dégout des aliments, tantôt par une soif ardente, un dérangement d'intestins, le vomissement, une grande douleur de tête, des lassitudes dans les membres, douleurs à

l'abdomen et la fièvre. Ordinairement quand la maladie est à son début on prescrit une rigoureuse diète, des tisanes adoucissantes ou rendues légèrement acides par l'acide sulfurique ou tout simplement avec du vinaigre ou du suc de citron. Ensuite on fait une forte saignée au bras, surtout si le malade est d'une forte constitution et si la douleur est bien vive. Dans les cas d'hépatite on réitère la saignée et l'on fait prendre à l'intérieur de la limonade cuite, quelques purgatifs doux de crême de tartre et de manne. Si la douleur ne cède pas à la saignée générale, on emploie les ventouses (35) scarifiées sur la région du foie. On ne permet les aliments que lorsque la douleur est amortie et que la fièvre a beaucoup diminué. On commence par les simples bouillons et le lait coupé avec de l'eau d'orge. — Lorsqu'il s'agit d'une gastro-entérite, on applique les sangsues à l'épigastre après la saignée générale, ou bien les ventouses scarifiées. Du reste, même régime et mêmes soins que dans la maladie précédente. Dans la diarrhée et la dyssenterie, j'ai vu employer une foule de médicaments irritants, tels que la rhubarbe, la bardane, le rhatania et en général tous les astringents imaginables. Quelques médecins traitent ces maladies par les adoucissants et les boissons légèrement astringentes, par les frictions sèches à la peau et les dérivatifs extérieurs

87. Les *fièvres maligne, ataxique ou tiphoïde* sont regardées comme ne faisant qu'une seule et même maladie. On les désigne communément sous la dénomination de fièvre maligne. Quand elle est intermittente, on combat les accès par la saignée, et lorsque l'accès commence à diminuer et que la fièvre décline, on a recours de suite aux amers en général, mais surtout au quinquina en décoction, ou à l'extrait de cette même substance en pilules. De cette manière on tâche d'empêcher le retour de l'accès. On désigne également ces maladies par le nom de fièvres pernicieuses. Ce sont celles qui font le plus de ravage dans les plaines. Elles sont difficiles à reconnaître lorsqu'elles sont remittentes. Il faut pour bien les distinguer en avoir fait une étude spéciale, et avoir l'œil exercé à démêler les symptômes spécieux qu'elles présentent, connaissances qui ne s'acquièrent que par l'habitude et l'expérience. Leur durée varie entre trois, cinq et sept jours. Dans la fièvre maligne rémittente, on agit à peu près de même que dans la précédente, on saigne le malade vers la fin du paroxisme et l'on administre ensuite le quinquina. Mais quand la fièvre est continue, le traitement diffère. La maladie se divise alors en trois septenaires ou périodes. Dans la première et la seconde période on pratique quelquefois la saignée, on applique des sangsues aux jugulaires et aux tempes; si le malade accuse une grande douleur de tête,

si un sentiment de stupeur se marque à la face et si l'affaissement est général, on emploie l'émétique. On applique des vésicatoires à la nuque et aux jambes; on combat le météorisme du ventre par des frictions de linimens camphrés et l'huile de camomille, les fomentations émollientes; puis on cherche d'apaiser la soif par des boissons rafraîchissantes et légèrement acidulées, enfin de calmer le délire par les potions calmantes. Dans la troisième période, si la fièvre a diminué on administre des potions toniques, le quinquina, le vin amer. Dans la convalescence, on aide le malade à reprendre ses forces par une nourriture légère; on lui permet l'usage de l'eau rougie, d'une cuillerée de vin généreux ou de liqueur. La médication devient tout-à-fait tonique après les trois septenaires, surtout s'il se présente des abcès critiques ou si les parotides s'enflent et s'engorgent. Alors la maladie se prolonge jusqu'à 40 et 60 jours, et le malade échappe rarement à la mort. Les récidives sont presque toujours mortelles.

88. *Péritonites chroniques, anasarque et hydrothorax*. Dans ces trois maladies, on emploie à peu près les mêmes médicaments. Les diurétiques, la digitale, la scille maritime; les drastiques, telle que la gomme gutte; les eaux acides, les décoctions de chiendent, de pariétaire édulcorées avec le sirop des cinq racines, et une foule d'autres médicaments qu'il serait trop long de rapporter ici. L'anasarque

cède facilement à l'action de l'eau nitrée et de la poudre de digitale en pilules.

89. *Fièvres intermittentes.* Nous avons dit plus haut que ces maladies sont celles qui se présentent le plus fréquemment dans ce pays. En effet, il ne se passe pas une année sans qu'elles ne paraissent sur plusieurs points. Elles se présentent sous toutes les formes et quand elles sont negligées, elles deviennent rebelles et résistent à tous les traitemens. La méthode généralement adoptée contre ces maladies consiste à saigner le malade dans le paroxisme de la chaleur, à donner des boissons chaudes et stimulantes dans le paroxisme du froid, des boissons à la température ordinaire, de l'eau panée et au goût des malades, dans la chaleur; et pendant l'apyrexie, les préparations de quinquina à des doses un peu élevées. Le sulfate de quinine se donne ordinairement à la dose de 12 à 40 grains dans les 24 heures, par paquets de 3 de 4 et de 6 grains par heure ou de deux en deux heures. Dans ma pratique particulière j'ai porté les doses beaucoup plus haut et avec succès. Les purgatifs de tout genre et les vomitifs sont mis souvent en usage dans les fièvres intermittentes. Souvent on purge le malade plusieurs fois de suite. Les substances que l'on emploie le plus fréquemment sont la rhubarbe, le jalap, la gratiole, les sels, l'ipécacuanha et le tartre antimonié de potasse. Quelquefois on purge avec l'extrait de gen-

tiane donné à la dose d'une cuillerée ordinaire. Quand on manque de quinquina on se sert, pour arrêter les accès, de l'extrait de gentiane, de la décoction de toutes les plantes amères, l'absinthe, la petite centaurée ec. J'ai vu aussi employer avec avantage de la décoction de feuilles d'olivier, de saule etc.

90. Les affections chroniques sont presque abandonnées aux simples efforts de la nature. Ceux qui sont affectés de scrophules, sont envoyés aux eaux de mer et on leur prescrit les amers en général. Ceux qui présentent des engorgemens de viscères sont traités avec les eaux d'Orezza. Les femmes atteintes d'aménorrhées ou de chlorose subissent un traitement hémagogue ou tonique basé le plus souvent sur les préparations de fer et l'emploi des eaux de Fiumorbo, de Vico, Guitera et Orezza.

91. Toutes les maladies de la peau cèdent ordinairement à l'usage des eaux de Puzzichello. On ne saurait se faire une idée des bons résultats qu'on obtient de l'emploi de ces eaux dans toute sorte de maladie de la peau.

92. Telles sont les observations que j'ai pu recueillir dans les voyages que le goût de la science et le désir de m'instruire me faisaient entreprendre de temps à autre dans les différentes contrées de la Corse. Il me resterait pour rendre mon travail plus complet à parler de la chirurgie populaire de ce pays et des

nombreux abus qui se commettent dans l'exercice de cet art, ainsi que des préjugés qui aveuglent le plus grand nombre des personnes. Mais, crainte de tomber dans des détails trop fastidieux, je me bornerai à signaler quelques procédés chirurgicaux, usités dans les fractures et les luxations. La crédulité des gens du peuple à recourir à l'habileté supposée de certains individus, qu'on dit avoir des secrets particuliers pour ces sortes d'accidents, est aussi digne de remarque. Un des plus grands abus que je ne passerai pas sous silence, c'est celui qui existe parmi les femmes accoucheuses. Il ne se trouve en Corse pas une seule sage-femme qui ait fait des études dans l'art des accouchements. Elles n'agissent par conséquent que par une simple routine, et s'il n'arrive pas souvent des accidents graves chez les femmes en couche, on le doit moins à l'habileté de nos accoucheuses qu'à la bonne conformation de nos femmes mariées. Les femmes enceintes ont une grande répugnance à faire appeler un chirurgien dans les cas d'accouchement. Ce n'est que lorsque elles sont épuisées par les douleurs et le long travail de l'enfantement, lorsqu'il n'y a presque plus d'espoir d'être sauvées qu'elles s'y résignent. Les accidents seraient bien rares, si on avait moins de répugnance pour le chirurgien, ou si nos prétendues sages-femmes avaient pu se procurer les moyens de s'instruire.

93. Quand il s'agit de luxation ou de fracture, le médecin ou le chirurgien ne sont appelés qu'après que le malade a été visité et pansé par le vieillard savant du pays, connu sous le nom d'*acconcia-osse*. Aussi, le médecin est alors obligé de combattre presque toujours les accidents qui surviennent dans ces genres de maladies. Voici à peu près le traitement des fractures. L'homme qui a reçu de la nature le don de savoir mettre les os à leur place, de les unir lorsqu'ils ont été fracturés, arrivé auprès du malade, examine la partie compromise. Et si c'est un membre, il le tourne en plusieurs sens, causant par là des douleurs excessives. Il ne considère pas s'il a à faire à une fracture transversale ou oblique; il place le membre dans la position qu'il croit la plus naturelle, puis il entoure la partie affectée d'une ambrocation faite avec des œufs battus et de la farine d'orge étendue sur de l'étoupe. Ensuite, il applique quelques attelles très-courtes et les serre fortement avec une bande de toile. Cela fait, il abandonne le malade jusqu'à sa guérison Le plus souvent le membre enfle considérablement et cause des douleurs insupportables. Quelquefois, il se forme des plaies plus difficiles à guérir que la fracture elle même (36). Si, au lieu d'une fracture des os longs, il s'agissait d'une fracture des os plats, tels que le scapulum, les côtes et les os de la tête. L'*acconcia-osse* se contente d'appliquer sur la partie un emplâtre fait avec

de la raisine, de la cire et quelques autres ingrédiens dont la nature m'est encore inconnue. Cet emplâtre s'adhère fortement à la peau et m'a paru par là très-propre à maintenir les parties en rapport. Dans ce cas, le malade doit garder le repos le plus absolu.

94. En fait de luxations l'*acconcia-osse* se conduit à peu près ainsi. Il prend de sa main droite l'extrêmité libre du membre luxé, l'étend fortement n'importe dans quel sens, en haut, en bas, en arrière, en avant jusqu'à ce que, dit-il, le membre puisse opérer tous les mouvements et rentrer dans l'articulation, tandis qu'avec la main gauche, il accompagne tous les mouvements de la tête de l'os luxé et cherche à la pousser vers l'articulation. Après ce travail, il couvre celle-ci de l'emplâtre fait avec des œufs et de la farine d'orge, puis il passe autour une bande en 8 de chiffre. Il laisse le membre en repos pendant un ou deux jours, ensuite, comme il n'arrive pas qu'il obtienne toujours la réduction immédiate, il renouvelle la même manœuvre autant de fois qu'il le juge convenable pour atteindre le succès de l'opération. Jugez des souffrances et des accidents qui peuvent survenir. Cependant la crédulité des gens du peuple est telle, qu'ils ne croient à leur guérison qu'autant que l'*acconcia-osse* a porté son jugement sur l'opération même du chirurgien le plus habile. Je rapporte-

rai à ce sujet quelques cas particuliers. — Un meunier agé de 35 à 36 ans, tomba dans une rivière ayant un fardeau sur le dos. Par cette chûte il se démit l'épaule gauche. La tête de l'humérus sortit de la cavité glénoïde et se porta en avant au dessous de la clavicule et contre les fibres du muscle grand pectoral. Appelé auprès du malade, j'opérai la réduction et je contins le bras demi-fléchi contre le tronc. Quelques jours après les parents le menèrent chez un vieillard réputé habile dans l'art de guérir les maladies des os et le livrèrent à ses soins. Il exerça sur lui les mêmes opérations dont j'ai donné les détails. Heureusement pour le malade que la capsule et les ligaments articulaires avaient repris leur état normal, sans quoi l'humérus se serait désarticulé de nouveau par suite des manoeuvres imprudentes que cet homme employa. — Un certain C*** s'était jeté de la croisée d'un premier étage et s'était fracturé le tibia de la jambe droite à quatre ou cinq travers de doigts au dessus de l'articulation tibio-tarsienne. L'*acconcia-osse* entoura la partie affectée de l'emplâtre dont j'ai fait la description plus haut, et ayant appliqué ensuite les attelles, il laissa agir la nature, huit à dix jours après je fus appelé auprès du malade qui ne pouvait déjà plus supporter les douleurs dont le membre fracturé était le siège. Elles étaient devenues atroces. Le pied était enflé et noir. Je défis l'appareil et pour cette première opération je mis plus de deux heures. L'emplâtre s'était collé si fortement contre le membre, que je dus placer la jambe dans de l'eau chaude pour en opérer le décollement. La partie mise à découvert, je trouvai la peau rouge et ulcérée. Après avoir détergé les plaies, je les recouvris de linges enduits de cérat et j'employai pour la fracture l'appareil de Scultet. Je combattis l'inflammation qui était survenue par les saignées générales et la diète. Le malade commença à marcher sur béquilles après quarante jours. — Etant allé aux bains de Vico dans le mois de janvier 1833, pour connaître la température de ces eaux à cette époque et le nombre des malades qu'il y avait, j'y rencontrai entre autres une jeune fille de 17 ans, qui, par suite d'un fâcheux accident, avait été blessée d'un coup d'arme à feu. Le projectile avait traversé l'avant bras et le bras près de l'articulation huméro-cubitale. Il en était résulté une ankylose qu'il était difficile de constater, pour le moment, à cause de l'engorgement qui existait encore autour de l'articulation. Cette jeune fille était venue aux eaux dans l'espoir de recouvrer la faculté de fléchir et d'étendre son bras. Les eaux n'avaient produit jusque là aucune amélioration sensible. Consulté, pour savoir s'il existait quelque moyen de la délivrer de cet accident, je répondis que dans le cas où l'ankylose ne fût pas formée, ou devait espérer beaucoup de l'action résolutive des eaux de Vico, mais que dans le cas contraire, l'art ne pouvait plus rien pour elle. Impatients d'attendre les effets de ces eaux, qui ordinairement ne se manifestent qu'au bout d'un ou de plusieurs mois; les parents de cette jeune fille, se résolurent à la mener chez un *acconcia-osse* et de la confier à ses soins. Elle eut le bras cassé une seconde fois, et j'ignore encore quels avantages elle a pu retirer de sa nouvelle fracture. C'est ainsi que l'humanité est tourmentée par des moyens erronés, lorsque dans un pays la science n'a pas encore étendu ses ramifications et éclairé les habitants.

95. Ce fut dans ces voyages, en faisant des recherches dans les différentes localités de mon pays, que je pus me convaincre de mes propres yeux de tous les maux dont mes compatriotes étaient affligés et reconnaître les mauvais moyens dont on se servait pour en arrêter le cours. Ce fut alors aussi que je conçu l'idée d'organiser une société composée de tous les médecins que le désir de faire le bien appellerait à la réforme de la médecine en Corse. Secondé dans ces vues par l'appui de l'autorité, je parvins à inspirer à mes collègues le goût des conférences et des recherches. Nous fondâmes la société médico-scientifique de l'île de Corse. Cette Société a son siége à Corté, ville située au centre de l'île. Son objet est de travailler au perfectionnement de la science, de faire des re-

cherches sur tout ce qui concerne l'histoire naturelle de l'île, de signaler les abus qui existent encore dans l'exercice de la médecine. Elle soumettra à la publication toutes les découvertes que l'on fera dans les propriétés de certains médicamens très en usage parmi le peuple ; elle discréditera par la même voie tout ce qui serait reconnu nuisible ou d'aucune utilité. Pour remplir une tâche aussi noble qu'utile, il fallait non seulement le concours des praticiens, mais encore celui des personnes instruites et versées dans les sciences et les arts. C'est pourquoi nous avons ajouté à la section de médecine, celle aussi des sciences en général, afin de pouvoir par là réunir, pour ainsi dire, en un seul faisceau, tous les éléments constitutifs d'un corps savant qui obtînt par la suite l'estime et la confiance de tout le monde. Les médecins fondateurs de cette société sont au nombre de 36. Ils sont tous animés du désir d'être utiles à leur pays et de suivre la science dans ses progrès. Aussi ne négligeront-ils rien pour se rendre dignes de l'estime de leurs collègues du continent. Mais moi, Messieurs, moi, qu'un excès de complaisance de leur part a placé à la tête de cette naissante institution, je ne saurais comment leur témoigner le vif intérêt que je prends au succès de leurs généreux efforts, si je n'avais l'espoir de trouver de l'écho parmi vous. Dans cette attente, j'ose donc, Messieurs, recommander à votre sollicitude la Société médico-scientifique de l'île de Corse. Elle a besoin d'être soutenue par les hautes capacités de la capitale. C'est à vous autres, Messieurs, qu'est réservée la gloire de la faire prospérer. Animés par vos encouragements, fortifiés par vos enseignements, vos collègues de la Corse se livreront avec ardeur au travail, et s'ils font des progrès et du bien, la Corse tout entière vous en sera reconnaissante.

NOTES.

---

(1) M. De Lens, en sa qualité de rapporteur de la commission des eaux minérales, donna connaissance de mon travail à l'Académie. Son rapport fut inséré dans plusieurs journaux, entre autres la *Lancette Française* de 1828. Ce fut en cette occasion que cette illustre compagnie daigna m'honorer de la lettre suivante.

MONSIEUR,

« L'Académie a entendu, dans une de ses dernières séances, le rapport des commissaires auxquels elle avait confié l'examen de vos observations sur les eaux minérales de la Corse. Le rapporteur s'est appliqué à présenter l'analyse exacte de votre manuscrit, et tel est en effet le premier devoir de quiconque entreprend de faire connaître un travail de quelque importance, à plus forte raison lorsque le sujet de ce travail est peu connu, comme celui que vous avez traité.

On pourra publier plus tard des ouvrages plus complets sur les eaux minérales de la Corse, mais il vous restera toujours le mérite d'être entré l'un des premiers dans la carrière, et l'Académie me charge de vous offrir ses félicitations et ses remercîmens. »

Le secrétaire de la section de médecine
f. f. de secrétaire perpétuel.
Signé ADELON.

(2) Parmi les nombreux auteurs qui ont écrit sur la Corse, les plus connus sont : 1° HISTOIRES : Filippini, Pierre Cyrneus, Morillo, Limperani, Cambiaggi, L'abbé De Germanes, De Pommereuil, Renucci, Jacobi. 2° VOYAGES : Boswel, Arrighi de Balagna. 3° MÉMOIRES : Jaussin, Cadet Le Jeune, Cadet de Metz, Durand, Beaumont, Ferrand Dupuy, Réalier Dumas, Volney, etc. 4° STATISTIQUE : Robiquet. 5° DISSERTATIONS POLITIQUES : Pompei; *Giustificazione de' Corsi* (*auteur inconnu*).

(3) D'après M. Robiquet, dont l'ouvrage a été publié à Paris en 1835, sous le titre de Recherches historiques et statistiques sur la Corse, la longueur de cette île serait de 182,885 mètres, sa largeur de 84,333, et sa superficie seulement de 874,741 hectares.

(4) Lorsque j'écrivis ce Mémoire, je n'avais encore aucune connaissance de la statistique de M. Robiquet. Je dus par conséquent m'en rapporter à une autorité plus ancienne, pour ce qui concernait l'évaluation des étendues et de la superficie de la Corse. Ce fut dans le voyage de Lycomède que je puisai ces notions.

(5) Parmi les moyens qui contribuent le plus puissamment à activer la marche de la civilisation dans un pays quelconque, le commerce et l'industrie sont placés en première ligne ; car, exception faite des moyens purement administratifs tels que ceux qui ont trait à l'instruction et à la juste répression des abus et des désordres qui surviendraient dans la société, la véritable civilisation d'un peuple peut être définie, un libre mouvement commercial et industriel. Ce mouvement ne s'effectue que graduellement et en raison des besoins. Ainsi plus un peuple a de besoins à satisfaire plus il acquiert d'activité et de développement. Le peuple corse n'a pas marché de pair avec les autres nations de l'Europe : des évènements politiques s'y sont toujours opposés. Ayant vécu dans un état de guerres presque continuelles, il a dû nécessairement abandonner les travaux de la campagne pour ne songer qu'à la conservation des personnes. « Aussi, au lieu de mettre entre les mains de son fils les instruments des professions tranquilles, le Corse l'armait de bonne heure, et lui donnait la même éducation qu'il avait reçue de son père. Il enflammait son courage naissant par le récit des traits de valeur qu'il trouvait toujours dans sa famille. Au lieu de parcourir avec lui des champs couverts de riches moissons, il le menait dans les endroits, témoins des grandes actions de ses ancêtres. Il guidait ses premiers pas dans les combats, et voyait arriver sans regret la fin de sa carrière, en pensant qu'il laissait un vengeur à sa patrie. La bêche et la charrue furent donc entièrement méprisées ; quelques châtaignes, des grains grossiers, le lait de leurs chèvres, faisaient toute leur nourriture.» Plusieurs siècles s'étant succédés ainsi, tout tomba dans l'abandon et le dépérissement. Mais les choses ont changé de face, depuis un certain nombre d'années. L'instruction, l'agriculture et le commerce ont pris un développement nouveau et proportionné aux moyens qu'une sage administration a eu soin d'employer pour favoriser et seconder les dispositions naturelles des Corses. Il ne reste donc plus pour notre parfaite satisfaction que de voir établir parmi

nous des sociétés savantes et industrielles, et des établissements publics, propres à compléter notre civilisation.

(6) Voici les termes dans lesquels M. Arrighi de Balagne s'exprime au sujet de la population que notre île est à même de comporter par rapport à son étendue. « En me bornant, dit-il, au terme moyen qu'offre le rapport du territoire, et celui des personnes dans toute l'Europe, qui est de trois arpents de terrain pour chaque tête, je puis vous assurer d'une vérité bien précise; savoir que cette île, tout calcul fait de sa superficie, est capable d'une population de 700,000 âmes; et que si l'on veut ajouter à ce premier avantage, ceux qui pourraient y résulter des établissements utiles, des manufactures et des arts, ainsi que d'un accroissement de commerce et de navigation, personne n'aura plus alors le droit de contester que la population en Corse ne puisse être portée au delà d'un million ». (*Voyage de Lycomède en Corse. Edition de Paris* 1806.)

(7) On est encore à se demander si la Corse est ou non de nature volcanique. La plupart pensent qu'oui; mais, personne jusqu'ici n'a su préciser l'époque où les volcans ont existé. Est-ce avant ou après le déluge? C'est là une question qui n'a point été résolue, et qui ne se résoudra jamais que d'une manière hypotétique. Il est démontré que le feu a travaillé différentes parties de notre territoire, ce qui pour le plus grand nombre des observateurs, ne laisse point de doute sur l'existence des volcans, dans un temps au moins reculé. Aussi remarque-t-on, dans Cadet Le jeune, le passage suivant. « Des laves semblables à celles du *Vésuve* et de l'*Etna*, l'évasement circulaire du terrain en plusieurs endroits, les noms mêmes des lieux, tels que *Costa Arsa*, côte brulée etc., fournissent une preuve évidente que les volcans ont travaillé toute cette partie. » (*Variétés physiques élémentaires pour l'étude de l'histoire naturelle, prouvée par l'état du sol de la Corse, par Cadet Le jeune, membre du lycée des arts.*) — Ajoutons à toutes ces observations, recueillies par la simple inspection des lieux, les considérations qui résultent du raisonnement, et nous serons forcés de croire que le sol de la Corse est réellement de nature volcanique; que dans son intérieur sont encore enfouies des matières inflammables, combustibles, propres à l'entretien des feux volcaniques. Si nous portons notre attention sur les diverses

sources d'eaux minérales chaudes qui surgissent en plusieurs points de sa surface, nous verrons que celles dont la température est le plus élevée, se trouvent à peu près sur une même ligne et sont rapprochées davantage du foyer, c'est-à-dire, du point du sol qu'on suppose avoir été jadis le centre du volcan. De là nous acquerrons aussi la conviction que les feux souterrains ne sont point éteints, et que c'est à des courants de calorique provenants de ces mêmes feux, qu'il convient d'attribuer la cause de la chaleur dont les eaux thermales sont douées. Car, dire que cette chaleur est plutôt due au dégagement de calorique qui se fait au moment des combinaisons chimiques des différentes substances ou principes contenus dans ces eaux, ce serait admettre, avec M. Courhaut, (*Cours d'une doctrine Méd. Chir. prati. Paris* 1836) une fermentation universelle du globe, ce qui changerait entièrement l'ordre dans lequel on a toujours envisagé les phénomènes de la nature.

(8) C'est sans doute de ce lac qu'il est question dans les Mémoires, imprimées à Londres en 1768, pour servir à l'histoire de la Corse. En parlant des deux lacs existants sur le mont Gradaccio, l'auteur dit que « les eaux du second sont si froides, qu'en y mettant une bouteille de vin rouge, pour quelques minutes, le vin perd sa couleur aussi bien que sa saveur, et prend les qualités de l'eau. »

(9) Le mouflon, que M. De Buffon regarde comme le mouton primitif ou soit à l'état sauvage, est un animal assez rare. Cependant il s'en trouve beaucoup dans notre île. Ils se tiennent pour l'ordinaire sur les montagnes les plus élevées et dans des lieux presque inaccessibles. Ce n'est que dans les grands hivers, lorsqu'il tombe beaucoup de neige sur ces montagnes, que le besoin d'aller chercher leur nourriture ailleurs, les force à quitter ces retraites. Dans le printemps aussi, au moment où les femelles touchent au terme de mettre bas leurs petits, elles choisissent de préférence les lieux herbacés, mais qui offrent néanmoins une position telle à les préserver contre les embûches et les poursuites du chasseur. Cet animal a l'odorat tellement fin, qu'il sent l'homme à une distance considérable. Aussi, dès l'instant qu'il reçoit cette impression, son instinct le porte immédiatement à fuir et à se rendre dans un endroit plus caché et plus sûr. Il est étonnant qu'avec des qualités si sauvages, une fois qu'il est apprivoisé, il devienne si caressant et témoigne tant d'attachement à

son maître. Pour le réduire à l'état de domesticité, il faut le prendre extrêmement jeune, c'est-à-dire, lorsqu'il n'a que peu de jours. Alors, il suffit de lui souffler votre haleine deux à trois fois dans la bouche, pour qu'il vous suive aussitôt comme un chien qui vous connaît pour son maître. Sa hauteur naturelle, lorsqu'il a atteint son entier accroissement, est d'environ un mètre et quelques pouces ; il a le poil ras et rougeâtre par tout excepté sous le ventre où il est blanc. Ces deux couleurs sont séparées par une raie de poil noir, qu'on remarque sur chaque côté du ventre. Ses formes extérieures, ainsi que ses mœurs, sont absolument les mêmes que celles du mouton domestique. La tête, les cornes, les jambes et tout le reste du corps en sont tout-à-fait semblables. La queue seulement en diffère, en ce qu'elle est très-courte, ce qui paraît être un caractère de son état sauvage. Dans le temps des amours, le mâle devient très-jaloux et furieux. Aussi, c'est alors qu'on les voit se réunir par bandes et se livrer des combats terribles. La femelle d'une expression plus douce, se distingue du mâle en ce qu'elle est plus petite, plus mince et qu'elle ne porte pas de cornes. Les bergers corses font habituellement la chasse à ces animaux. La chaire en est excellente et d'un meilleur goût que celle du mouton ordinaire. Cette chasse est d'ailleurs très-difficile et très-pénible.

(10) La Corse a joui toujours d'une grande renommée par rapport à ses immenses forêts et à la beauté de ses arbres. Théophraste, l'un des plus anciens naturalistes du monde, fait mention de certaines espèces d'arbres, qui, à cause de leur beauté et de leur rareté, lui faisaient regarder la Corse comme la plus fortunée des îles de la Méditerrannée. Les Romains, frappés de la beauté des bois de cette île, en firent construire, au rapport de tous les anciens historiens, un vaisseau qui avait cent voiles. — Vers la moitié du siècle passé, Monsieur Ferrand Dupuy, conseiller de confiance de la maison souveraine de Nassau, dans son *Essai chronologique, et historique sur l'île de Corse, Paris* 1776, s'exprimait ainsi : « Indépendamment de toutes les espèces de ces pins qui se trouvent dans cette île, le cyprès de *Castor Duranti*, l'if, décrit dans Dioscoridos, le térébinthe de Tournefort, enfin, les gommes, le goudron, la térébenthine même supérieure à celle de l'île de Chio, aussi claire et aussi transparente ; toutes ces productions feraient

seules un article important de commerce, qui enrichirait ceux qui s'occuperaient de cette branche; au lieu qu'elles sont perdues et enfouies dans le sein de l'indolence et de la paresse où vivent les Corses. C'est ainsi que M. Ferrand Dupuy, après avoir vanté les productions de nos forêts, la fertilité de notre sol, les richesses de nos mines, il nous inculpe de paresse et d'indolence. Cependant la Corse est aujourd'hui en voie de progrès. Il ne lui manque que des bras et des routes pour s'élever bientôt au niveau des plus riches et des plus belles contrées de l'Europe. Si nous consultons l'ouvrage d'un autre économiste français, M. Durand, nous verrons que, l'un des préjugés les plus funestes à la prospérité de la Corse, est celui qui n'attribue qu'à la paresse de ses habitants, la situation pénible où elle se trouve; et dans un autre endroit il nous dira que, ceux qui s'étonnent de l'état de langueur où se trouve l'agriculture en Corse, n'ont certainement point lu l'histoire de cette île et des guerres tant étrangères qu'intestines qui l'ont désolée pendant plusieurs siècles. « En abandonnant les plaines fertiles, pour aller sur les montagnes disputer aux bêtes fauves leur asile, et se soustraire par là à leurs ennemis, les Corses durent devenir soldats et se former des habitudes conformes à leur situation. Leur tempérance égala leur bravoure, et ces vertus étaient devenues héréditaires dans la nation; tous les usages de l'agriculture tombèrent nécessairement dans l'oubli. » Espérons que sous le gouvernement actuel, ces mêmes usages remis en vigueur, donneront à cette île toute la splendeur et toute l'importance qu'on lui a reconnues dans les temps anciens.

(11) « Des quarante six forêts royales que possède la Corse, dit M. de Beaumont, la marine n'exploite que celles d'Aïtone et de Vizzavona, par la double raison qu'elles suffisent à ses besoins et que les autres ne communiquent point à la mer. »

(12) Depuis quelque temps, il n'est question en Corse que de projets d'exploitation des forêts. Des compagnies de spéculateurs se formeraient, dit-on, sur le continent pour venir porter la hâche destructive sur ces belles productions de nos montagnes. Je ne saurais prêter foi à des bruits de ce genre. La destruction des forêts en Corse, entraînerait après elle de très-grands inconvénients. Tout le monde sait que les bois attirent l'humidité de l'air, entretiennent par leur om-

brage la fraîcheur du terrain et empêchent que les sources d'eaux vives ne viennent à se tarir. D'après ces motifs et ceux qui résultent de la connaissance de la disposition naturelle du sol de notre île, il serait à désirer de voir l'industrie être dirigée parmi nous de manière à conserver et non à détruire ou à appauvrir nos forêts. En agir autrement ce serait porter atteinte à nos plus grands interêts; ce serait nous réduire bientôt à la détresse, et à la dure nécessité d'abandonner nos plus belles contrées. On sait d'ailleurs ce qui est arrivé, à la suite des bois de chênes lièges (*quercus suber*) qu'on a permis de détruire dans différentes parties de la Corse, pour la fabrication de la potasse. Ces lieux qui fournissaient auparavant un excellent pâturage pour le gros bétail, dont nous retirions en grande partie les viandes de boucherie, n'offrent plus aujourd'hui qu'un terrain sec, aride et stérile. Aussi, depuis 8 à 10 ans sommes-nous obligés d'aller chercher des viandes hors de notre île. Ainsi, jusqu'à ce que nous n'ayons converti une grande étendue de nos plaines, situées sur la côte orientale de l'île, en près artificiels, nous devons faire tous nos efforts pour faire respecter nos bois. De la sorte nous conserverons à nos campagnes les sources d'eaux, dont la disparition frapperait à coup sur de stérilité nos plus riches contrées. Si l'on veut faire des spéculations qui ne lèsent ni les intérêts des compagnies, ni ceux des habitants, il n'y a qu'à entreprendre le défrichement des plaines. Là on aura le double avantage, de faire de la potasse et de la soude avec les cendres des makis dont elles sont recouvertes, et de mettre ces terres en culture, ce qui enrichirait rapidement les compagnies et rendrait le pays prospère.

(13) La Corse, considérée sous le rapport des mines offre des richesses à exploiter sur différents points de son étendue. M. Cadet Le Jeune fit, en 1797, l'essai d'une mine de fer, dont le déchet n'a été que de 17 à 18 livres par quintal. (*Mém. cité*, pag. 148.) M. Durand parle d'une mine située près du village de *Farinole*, du coté de St Florent. Le minérai y est composé de *fer magnétique;* les expériences auxquelles il a été soumis, ont rendu 60 pour 100 de très beau fer. « Cette mine, dit-il, est à la distance d'une lieue de la mer; la route pour son exploitation n'offrirait aucune difficulté; elle n'est point éloignée de la forêt de *Perticato*, presque entièrement peuplée de chêne-vert. » Cet auteur indique aussi une autre mine à Portovecchio, et il rapporte en même temps que les

expériences faites sur le minérai pris à *Calenzana* (où est le gîsement d'une mine de fer considérable) ont fourni des résultats plus heureux qu'ailleurs : « Il a, dit-il, constamment produit de 70 à 80 livres de fer, de la même qualité que celui de l'île d'Elbe (*Mém. cité*, pag. 81.) » Enfin M. Bellaire, dans un catalogue tout récemment publié sous le titre de *Collections Géologiques* et *Minéralogiques de Corse*, nous donne, avec l'indication des lieux, la liste d'à peu près tous les métaux reconnus exister dans cette île, à l'état natif. Tels sont :

1.° Pyrites.

Ferrugineuse, sulfureuse, oxidée et irisée; à Renno.
— — avec fer sulfuré blanc ; à la pointe d'Orchina.
— — arsénicale et spathique; à la Piana.
— tendre, en caillous roulés ; à la pépinière d'Ajaccio.

2.° Manganèse.

Oxidé; à Valle de Campoloro et à Aleria. (La première de ces deux variétés est exploitée par M. A. J. Valery de Bastia)

3.° Antimoine.

Sulfuré, avec quartz en cristaux aciculaire; à Ersa.

4.° Plomb.

Sulfuré, argentifère et antimonifère; à Patrimonio et à Poggio d'Oletta.
— — à Prato.

5.° Fer.

Sulfuré blanc, quadrihexagonal ; à Vezzani.
Massif, légèrement oxidé; à Farinole.
Lamelleux, avec oxide de cuivre ; à Olmeta de Capo-corso.
Sulfuré, gangue de quartz poreux et verdâtre ; à Carbini et à Quenza.
Massif, écailleux, légèrement irisé ; à Santo Pietro di Tenda.
Schisteux, filamenteux, terreux et oxidé ; à Venzolasca.
Acidulé, gangue de Schiste gris-clair et gris-foncé; à Brando et à Moïta.
Arsénical, sulfuré et massif ; à Vezzani.

(14) Des échantillons de roches présentant à l'œil nu les mêmes nuances que celui dont il est question dans cette par-

tie de mon mémoire, m'ont été fournis cette année-ci, par un habitant de Bastia. Je me propose de les soumettre à l'analyse et d'en faire connaître les détails aussitôt qu'il me sera possible. — Voici d'ailleurs ce que M. Cadet le Jeune a déjà fait savoir au sujet de l'existence du cuivre en Corse : « J'ai annoncé, dit-il, dans des tableaux minéralogiques adressés au ministre, de la mine de *cuivre* de la plus belle qualité et beaucoup d'autres sortes de mines. Au reste, elles sont toutes indiquées, sur la carte jointe à ce mémoire. (*Mém. cité* pag. 148). M. Robiquet indique aussi une mine de *cuivre* à Venzolasca (*Rech. hist. et stat. sur la Corse.*)

(15) « Le sol de la Corse ne cède en fertilité à aucun des meilleurs cantons de France et d'Italie. Les bonnes terres y rendent 20, 30, 50, 80 et jusqu'à 100 pour un. Les plus mauvaises rapportent encore le huitième, le dixième, le douzième. Excepté les plus hautes montagnes qui sont constamment couvertes de neiges, tout le reste du pays est susceptible d'être mis en culture réglée. » (*Mémoire de M. Réalier Dumas. Paris* 1819, *pag.* 1.)

(16) « Le sol de la Corse, est-il dit, dans *l'Écho de Vaucluse*, en général fertile, ne demande qu'à être sollicité pour réaliser tous les calculs de la cupidité; il convient à toutes les productions : car il réunit les climatures les plus opposées. Auprès de ces magnifiques bois de construction, supérieurs à ceux du Nord de l'Europe et qui alimentent les chantiers de Toulon, réussiraient la *canne à sucre*, le *tabac*, l'*indigo*, le *coton caroline etc.* Divers essais l'ont prouvé. Un des propriétaires les plus estimables de la Corse, M. Vannucci de Corté, a tenté de naturaliser le *coton caroline*, et il a obtenu les résultats les plus satisfaisants, même sur un terrain qui n'était pas arrosé. » — Dans le Mémoire de M. Durand, il est aussi question, de quelques expériences faites à Ajaccio par le général Miot. « On sait, dit-il, que toutes les expériences sur la culture de la canne à sucre, du cafier, de l'indigo, de la cochenille, faites dans le jardin botanique formé à Ajaccio par les soins de l'administrateur général Miot, ont eu le plus grand succès. »

(17) « C'est par les exemples et en leur offrant des objets de comparaison, qu'on parvient aisément à instruire les hommes. La vue d'une ferme bien administrée, donnera plus de lumières à celui qui n'a aucune idée de l'agriculture, que

toutes les instructions écrites, qui ne sont pas toujours à la portée de son intelligence. » Il conviendrait d'établir près d'une des principales villes de l'île une ferme, dans la quelle donnerait aux habitants des leçons d'agriculture-pratique. (*Durand ouvrage cité page* 16.)

(18) Voyez la note 16.

(19) « La seule plaine d'Aléria pourrait fournir du blé à une population de trois cent mille âmes. Comme elle est cultivée aujourd'hui, la Corse n'en produit pas pour ses cent soixante cinq mille habitans (*Réalier Dumas*). D'après M. Durand, cet état de choses, tiendrait à ce que toutes les vues adoptées jusqu'à présent pour l'amélioration de la Corse, ont été trop retrécies; ce n'est qu'en embrassant un plan vaste, observe-t-il, dans son Mémoire page 3, que l'on doit espérer des succès certains. Il faut, pour ainsi dire, déblayer cette terre, pour laquelle la nature s'est montrée si prodigue. Ses montagnes, couvertes d'antiques forêts, offrent aux arsenaux de sa Majesté, des ressources infinies; ses nombreux côteaux, s'ils étaient cultivés, produiraient les vins les plus délicieux ; ses plaines, arrosées par une multitude de ruisseaux, sont d'une fécondité qui tient du prodige, elles cesseront d'être malsaines, au moyen de quelques travaux faits avec discernement; la végétation y est par tout hâtive; ses côtes abondent en toute espèce de poissons. La douceur du climat permet d'y cultiver beaucoup de productions, que la France ne retire que de l'étranger, et qui sont devenues d'une nécessité absolue pour alimenter un grand nombre de manufactures. J'ose assurer que la Corse peut devenir une des parties les plus florissantes de l'empire, puisqu'elle renferme dans son sein les productions du Nord et du Midi de l'Europe. L'agriculture et les arts y fleurissaient autrefois, pourquoi ne pourrait-elle pas redevenir ce qu'elle a été, puisqu'il est démontré que l'état fâcheux où elle se trouve, ne provient que de ses longs malheurs? »

(20) Voyez les notes 15 et 19.

(21) Ce fut dans ce voyage, en gravissant des rochers escarpés et arides, en traversant des bois épais et sombres, où l'œil se plaît à contempler les immenses prodiges de la nature, que son imagination s'échauffa au souvenir des amours malheureuses de deux amants de Niolo, son pays natal. Ce fut pour lui, le sujet d'une nouvelle chronique qui est une de ses plus belles conceptions.

(22) Les eaux de Vico, sont situées à l'Ouest de l'île et au pied d'une montagne appelée *Tiridore*, à la distance de cinq à six lieues de la ville de Corté et d'une et demie de celle de Vico. Cette montagne couverte de verdure, d'arbrisseaux et surtout de sapins, est une des plus hautes parmi celles qui entourent le site des bains. Tout-à-fait à sa base, s'élève un petit promontoire, connu sous le nom de Colline de Saint-Antoine *(Sant'Antonio)* de Guagno, limitée en haut par un chemin qui conduit à Vico, et en bas par une petite plaine dont le terrain est végétal et propre à la culture. C'est du centre de cette colline que découlent les eaux de Vico, autrement dites de Guagno. Ces eaux viennent de plusieurs sources se réunir en un seul conduit, qui va les verser dans un grand bassin placé en tête de l'établissement des bains. Naturellement chaudes, elles ont une température de 40 à 45 degrés, thermomètre de Réaumur. En hiver, elles exhalent des vapeurs épaisses, en été, plus transparentes. Au reste, elles sont claires, limpides. Au centre de la source, on voit des globules qui laissent dégager des gaz. Leur goût est fâde et ont une odeur d'œuf-dur, ou d'hydrogène sulfuré. Il se forme par tout où elles coulent, un limon noir, sur lequel on apperçoit des stries jaunâtres. Si on les laisse reposer pendant quelques jours dans un vase, au bout de ce temps on remarque à leur surface, une pellicule extrêmement mince, avec des lignes luisantes au dessus. Ces signes nous montrent que ces eaux sont éminemment sulfureuses et qu'elles contiennent une substance gélatineuse. Aussi M. Thiriaux a-t-il reconnu en les analysant qu'en effet ces deux substances y existent dans des proportions bien appréciables. «L'eau prise à la source, dit-il, d'abord, est parfaitement claire, transparente, légèrement onctueuse au toucher; d'une odeur faible de gaz hydrogène sulfuré, d'une saveur fâde, nauséabonde; se digère cependant très-facilement; et ensuite, abandonnée dans des vaisseaux fermés ou exposée à l'air libre, elle perd son odeur et laisse déposer une matière blanche flaconneuse, qui, prenant à la longue plus de consistance, se présente sous la forme gélatineuse.» Cette matière desséchée, et ensuite incinérée dans un tube de verre, produit, d'après le même, une odeur très-marquée de corne, et une vapeur qui ramène le papier de tournesol à sa couleur primitive; les parois du tube restent tapissées d'un liquide noir, oléagineux, d'une odeur très-fortement empyreumatique. M. Thiriaux, à qui il faut s'en rapporter entièrement, pour tout ce qui concerne la com-

8*

position chimique de ces eaux, puisqu'il est le seul, jusqu'à présent qui les ait analysées et qui nous ait donné à ce sujet, dans sa thèse, des détails très-intéressants, ajoute que ces eaux de nature sulfureuses sont analogues à celles de *Pietra Pola*, et de Bagnères de Luchon. Il résulte des opérations d'analyse faites sur ces eaux par M. Thiriaux, qu'elles contiennent par litre :

Eau de dissolution	gr 0999, 475.
Acide hydrosulfurique	» 0000, 187.
— carbonique	» 0000, 099.
Hydrochlorate de soude.	» 0000, 025.
Sous-carbonate de soude	» 0000, 044.
Sous-carbonate de chaux	» 0000, 020.
Sous-carbonate de magnésie.	» 0000, 017.
Sulfate de chaux	» 0000, 041.
Silice	» 0000, 028.
Extratif animalisé (glairine)	» 0000, 032.
	1000, 000.

On emploie ces eaux extérieurement et intérieurement. Dans le premier cas, elles sont estimées pour la guérison de presque toutes les maladies de la peau : Dans le second pour la résolution des obstructions et des engorgemens glanduleux. Prises en bains et en douches, elles calment les douleurs névralgiques et rhumatismales. Il faut pourtant dans ces derniers cas, si la douleur ou l'irritation nerveuse sont très-fortes et aiguës, le sujet, surtout jeune, robuste et sanguin, faire précéder l'emploi des eaux, d'une saignée, la répéter selon les besoins; s'il s'agit au contraire de personnes plutôt faibles et délicates, on aura recours de préférence aux sangsues, aux purgatifs. On favorisera également l'action de ces eaux, en soumettant à la palettation la partie affectée, quelques instants avant que le malade ne se rende aux bains. D'après M. Thiriaux, elles conviennent dans les cas où il est utile de favoriser l'action des organes sécréteurs, et de déterminer un mouvement excrétoire du centre à la périphérie du corps. Leur onctuosité et leur propriété légèrement sulfureuse les rendent propres à diminuer l'éréthisme de nos organes, en leur conservant ou leur donnant le degré de tonicité nécessaire à l'exécution des fonctions qu'ils sont destinés à remplir. Il déduit de là, qu'elles doivent par conséquent se montrer efficaces dans les maladies de la peau qui affectent une marche chronique, les engorgements chroniques des viscères abdominaux, et les affections catarrhales chroniques de la vessie; les gonflements et roideurs des articulations, les douleurs rhumatismales anciennes, les contractions des muscles et des tendons par suite de plaies contuses; l'exfoliation des os, les ankyloses incomplètes et les cicatrices anciennes de plaies avec fracture, restées douloureuses, et qui font croire à l'existence des esquilles; enfin dans les paralysies non symptomatiques de lésions cérébrales.

L'établissement des bains est un vaste édifice qui a été fait dans l'intérêt général de l'île. Il est d'un carré long, d'une étendue suffisante et proportionnée au concours des baigneurs. Placé au pied de la colline de St Antoine, à 10 ou 12 pas plus bas que la source de l'eau, dans une situation horizontale, ses deux extrémités sont tournées, l'une au Sud, l'autre au Nord. Sa façade Est, correspond à la source, celle Ouest, domine une petite plaine qui s'étend jusqu'aux bords d'une rivière qui est à la distance d'un quart de mille de l'endroit. Ce bâtiment de solide construction est divisé en six parties. La première présente un grand réservoir situé en tête de l'établissement, à son extrémité Sud. Il est destiné à recevoir l'eau thermale que l'on veut faire refroidir et qui est dirigée ensuite par des canaux dans les différentes baignoires où elle sert à tempérer les bains, sans que ce mélange en altère les propriétés et les vertus. Ce grand réservoir se remplit deux fois par jour, matin et soir. La seconde partie, se compose d'une baignoire pour les officiers; la troisième d'une plus vaste pour les sous officiers et les soldats; la quatrième et la cinquième pour le public des deux sexes; enfin la sixième renferme les bains payants. Toutes ces baignoires sont faites en pierres. Les premières sont d'égale grandeur et peuvent contenir chacune de 15 à 17 personnes. Mais les dernières, c'est-à-dire, les payants sont disposées pour ne recevoir qu'une ou deux individus à la fois. A la distance de peut-être deux cents pas de cet établissement et sur le sommet de la petite colline de St Antoine, le gouvernement a fait bâtir un hospice militaire propre à contenir deux cents lits. M. Defranchi y est attaché en qualité de médecin. Tout le monde n'a qu'à se louer de l'exactitude des soins qu'il porte aux baigneurs.

(23) *Orezza*, petit canton composé de cinq à six villages plus ou moins séparés les uns des autres, est située dans l'intérieur de l'île, entre plusieurs montagnes, et fait partie de

l'arrondissement de Corté. Les plus fréquentés de ces villages sont Piedicroce et Stazzona. Le premier, situé au centre, est d'une plus belle perspective ; le second est plus rapproché des eaux minérales. C'est au milieu de cette petite population que sont situées les eaux d'Orezza, dont les sources sont généralement connues sous le nom d'*acqua acitosa* (eau acide). Ces eaux sourdent au pied d'une montagne assez rapide, à l'ombre de plusieurs châtaigniers, et vont se jeter dans un petit ruisseau qui coule à quelques pas de là. Claires et limpides, d'une fraîcheur extraordinaire elles jaillissent du sol en bouillonnant, et laissent appercevoir au fond un sable blanc et luisant. Elles ont été recueillies dans un petit bassin pour la commodité des buveurs. Elles ne déposent rien de notable à leur origine. Néanmoins après un certain trajet elles déposent sur le terrain une matière jaunâtre et point résistante. Elles ont une odeur d'ail et de soufre ; un goût âpre et acide. — Une autre source sortant de la même montagne et au dessus de celle-ci, à une cinquantaine de pas, paraît être plus riche en principes chimiques ; ses sédiments sont plus abondants et l'odeur plus forte. Le goût en est âpre et acide comme la précédente. — Les eaux d'Orezza ont été analysées en 1777 par MM. Vachet et Castagnoux : on en trouve les détails dans le *Rec. de Mém. de méd. chir. et pharm. militaires* ; en 1833 par M. Laprevotte (Philippe-Ferdinand) pharmacien sous-aide major à l'hôpital militaire de Bastia. Cette dernière analyse a été publiée dans le journal libre de la Corse, le 6 juillet de la même année. Les premiers ont reconnu que ces eaux contiennent par litre, 6 grains 1|2 de principes fixes, savoir :

Sel marin	gr »	1|6.
Terre calcaire	2.	0.
Fer qui paraît y être à l'état de sulfate . . .	»	1|3.
Argile	3	1|2.

Et d'après M. Laprevotte :

1° un litre d'eau traitée par une dissolution d'hydrochlorate de Baryte et d'Ammoniac a donné le double de son volume de gaz acide carbonique, c'est-à-dire, 3 grammes, 2 décigrammes et 1|2.

2° Vingt livres d'eau prise à la source, évaporée jusqu'à siccité, ont fourni un résidu terreux, ocré, peu sapide, happant légèrement à la langue, pesant 7 grammes, 7 décigrammes. Ce résidu soumis ensuite aux expériences d'analyse, s'est trouvé être composé dans les proportions suivantes :

	Grammes	Décigrammes.	
Chlorure de sodium	»	3.	
Carbonate de fer	»	6.	
Carbonate de chaux	1.	8.	1|2.
Oxide de silicium ou silice . .	2.	5.	1|2.
Oxide d'aluminium ou alumine .	1.	1.	1|2.

Magnésie carbonatée traces douteuses.

Ce qui fait par livre d'eau 6 grains et 1|20 de grain de substance saline fixe et 3 grammes 2 décigrammes et 1|2 d'acide carbonique.

On fait usage des eaux d'Orezza aux mois de juillet et d'août. Alors on voit de toute la Corse, les habitants se rapprocher et venir se ranger dans les différents villages de ce canton et le peupler d'étrangers et de buveurs. Ceux des habitants de l'île dont les affaires ou les incommodités ne permettent pas de quitter leur domicile, s'en font apporter dans des bouteilles bien bouchées. Ces eaux ne sont point altérés par le voyage, de sorte qu'il s'en fait un grand commerce dans toute l'île. — On attribue à ces eaux un grand nombre de vertus. On les emploie dans une infinité de maladies, savoir : dans les engorgements et obstructions glanduleux, les embarras gastriques, dans l'ictère, la faiblesse d'estomac, enfin elles semblent avoir une action plus particulière sur les voies urinaires ; mais il est très-dangereux d'en faire usage dans les affections de poitrine et surtout en cas de phthisie. Ceux qui en sont attaqués, sont certains d'être victimes de l'action trop forte de ces eaux. — Selon que remarquent MM. Vachet et Castagnoux, les eaux de la source dite *fontana bassa* ou *sottana*, d'une saveur acidule et ferrugineuse, ont la propriété de purger légèrement, de colorer en noir les déjections et d'occasionner quelquefois une sorte d'ivresse. D'après cette dernière propriété, je déduis surtout qu'elles sont contraires aux phthisiques. L'acide carbonique agissant d'une manière trop excitante sur le système nerveux, rend la circulation sanguine trop active ; de là une plus grande affluence d'humeurs à la poitrine et ensuite redoublement de toux, oppression, crachement de sang, hémoptisie et d'autres symptômes encore qui indiquent une surexcitation nouvelle. Ces eaux, sont donc évidemment funestes à ces sortes de maladies.

(24) « ***Pietrapola***, Monticule de l'île de Corse, à 23 lieues de Bastia, renommé par ses sources thermales sulfureuses, fort en vogue dans le pays, omises pourtant dans tous nos ouvrages sur les eaux minérales. Son nom est formé de deux mots italiens qui signifient *pierre-source*. Ces eaux, connues aussi sous le nom d'eaux de *Fiumorbo*, canton dans lequel elles sont situées, paraissent être fort efficaces contre les maladies cutanées, les ulcères, même syphilitiques, les douleurs rhumatismales, les paralysies, les contractures, les tumeurs blanches, les engorgemens du système glandulaire et des organes parenchymateux, les maladies des yeux, les fièvres lentes etc. : mais les habitants en font usage aussi dans d'autres affections où elles sont moins bien indiquées. Plusieurs observations en leur faveur sont citées par MM. Vachet et Castagnoux (*Analyse des eaux min. chaudes de Pietrapola, dites de Fiumorbo en l'île de Corse, rec. de mém. de méd., chir. et pharm. mil.*, VIII, 1). Au rapport des auteurs d'un *Voyage aux eaux de Pietrapola*, inséré dans la *Revue Encyclopédique* (XXXVII, 604), ainsi que de M. Angelo Vannucci qui a présenté en 1828 à l'Académie Roy. de méd. un bon Mémoire sur les eaux de la Corse, ces sources, qu'on reconnaît de loin aux vapeurs qui s'en exhalent, sortent à différentes hauteurs du monticule de Pietrapola, situé au bas de la montagne de Prunelli, et se perdent dans la rivière d'Abbatesco. L'une d'elles, qui est à 44° 1/2 R. et sort par un fort jet horizontal, alimente deux grands bassins en maçonnerie, construits à ciel ouvert, l'un pour les hommes, l'autre pour les femmes, et pouvant contenir chacun 24 personnes à la fois. Quoique restaurés depuis peu, on n'y est garanti du soleil et de la pluie que par un dais en feuillage, soutenu par des traverses trop basses pour qu'on puisse se tenir debout sur le gradin qui règne alentour. Du reste pour 8 francs on peut louer une tente pour la nuit, et un *frascato*, tonnelle en feuillage qui sert d'abri contre la chaleur du jour ; mais il faut s'être pourvu de tout ce dont on peut d'ailleurs avoir besoin pendant l'usage des bains. M. Grimaldi, inspecteur de ces eaux (*Rapport manuscrit*) observe que les tentes sont beaucoup trop éloignées des bains, ce qui expose à des accidents, car la température de ces bains est si élevée qu'au bout de 12 ou 15 minutes on est contraint d'en sortir en toute hâte, le visage ruisselant de sueur, pour aller transpirer dans une couverture, sous la tente. Des vestiges d'anciens monuments attestent qu'ils n'ont pas été toujours aussi négligés. Cela n'empêche

pas, que 600 personnes en 1824 et 800 en 1825 n'aient visité ces bains (C'est là à peu près le nombre des baigneurs qui s'y rendent chaque année). Quant à la rétribution, elle n'est, pour toute la saison que de 3 sols par baigneur, qu'on paie aux entrepreneurs du nettoyage des bassins. Des troupes de ligne, envoyées de Prunelli, sont postées dans les environs, et servent à maintenir l'ordre pendant la saison des bains, qui ne comprend que les mois de mai et de juin, le *mauvais air* envahissant plus tard le site de Pietrapola. — D'autres sources voisines forment de petites flaques vaseuses, dont une remplit un bassin taillé dans le roc, pouvant contenir 4 ou 5 personnes, et fort recherché des dames qui s'en partagent la jouissance à différentes heures du jour. Une autre source qui coule le long de l'escarpement du côté de la rivière, est surtout utilisée en douches, au moyen de roseaux creux ou de tubes de fer-blanc, pour ceux qui sont affectés de tumeurs, de plaies ou de douleurs locales. A quelques pas de là, un autre jet, aussi abondant que celui des grands bassins, et d'une eau plus chaude encore, s'écoule inutilement dans le lit de la rivière. Enfin sur un plateau situé au sommet d'un petit rocher se trouve un marais de quelques arpens, formé par d'autres sources moins chaudes. Un propriétaire d'Isolaccio (M. Laurelli aujourd'hui capitaine dans le bataillon des Voltigeurs Corses) y faisait bâtir en 1827 une maison et des bains, se proposant d'ailleurs d'assainir ce lieu en desséchant le marais par des tranchées. — D'après MM. Vachet et Castagnoux, les sources principales sont au nombre de cinq, savoir : 1° la *source des bains*, à laquelle ils donnent 45° 1|2 R., et qui fournit 40 pintes d'eau par minute; 2° il *Pozzo spiritato*, source moins abondante mais aussi chaude, inusitée ; si ce n'est, disent-ils, *par des idiots qui se persuadent qu'elle donne de l'esprit;* 3° La *fessa*, qui a un degré de moins et est la plus employée en boisson ; 4° La *source des enfants ;* 5° Le *petit bassin ;* 6° L'*occhiara*, particulièrement renommée pour les maux d'yeux. L'analyse qu'ils ont faite à Bastia, en 1777, de la première, la plus abondante de toutes, et dont l'eau claire, onctueuse, est d'une odeur hydrosulfureuse assez fugace, ne dépose point de soufre, mais des flocons gélatineux blanchâtres et d'une mousse verte, leur a fourni à l'évaporation 3 grains 1|8 de résidu par livre, formés de :

Sel marin	gr 1.
Alcali minéral	» 1|2.
Matière grasse	» 1|2.

Terre absorbante . . . . » 1/5.
Sélénite . . . . » 1/2.
Terre vitrifiable . . . . » 1/3.

Soufre, quantité inappréciable. — Ces auteurs pensent que la matière grasse constitue avec l'alcali minéral une substance savonneuse à laquelle l'eau doit son caractère onctueux, et que le soufre est uni à une terre calcaire, de la décomposition de laquelle résulte la sélénite. En résumé, ces eaux, d'après M. Vannucci, et d'après M. Thiriaux, diffèrent peu de celles de Guagno ou de Vico. (*Extrait du Dictionnaire universel de matière médicale et de thérapeutique générale par MM. Mérat et De Lens*, *Paris* 1833.) »

M. Grazietti, chirurgien-major au 26e léger, dans une courte dissertation sur l'usage et l'emploi de ces eaux, y a reconnu des propriétés qui leur donnent une supériorité sur celles de l'île d'Ischia à Naples (*Avis de Louis Grazietti sur les eaux de Pietrapola*, *Bastia* 1823.)

(25) Ce Mémoire purement descriptif n'avait trait qu'aux eaux d'Orezza, Vico ou Guagno, et Fiumorbo ou Pietrapola. Je le rédigeai d'après la demande de M. le Docteur De Lens, à qui étaient indispensables des notions précises sur les sources d'eaux minérales de la Corse, vu que dans ce moment, il s'occupait conjointement à son collègue M. Mérat, d'un ouvrage précieux, destiné à joindre, comme le disent eux-mêmes dans leur introduction, à la description de tous les agens médicinaux connus, dans quelque coin de la terre qu'ils se trouvent, les applications curatives qu'on en a faites, qu'on en fait, ou qu'on en peut faire. Cet ouvrage publié sous le titre de Dictionnaire universel de matière médicale et de thérapeutique générale, est de la plus grande utilité pour l'homme de l'art. Graces aux lumières et à l'infatigable activité de ces deux savants, la science a fait en cela une immense acquisition. J'eus dans cette circonstance la douce satisfaction de travailler à faire connaître mon pays sous un aspect nouveau pour la science, et à obtenir l'estime d'un homme, dont le souvenir ne s'effacera jamais de ma mémoire.

(26) On trouve près de cette ville des fossiles marins, savoir, l'oursin commun, pseudomorphose. (*Catal. de M. Bellaire*).

(27) Je ne saurais trop recommander à mes collègues de Corse, de s'adonner à l'étude de la botanique. Cette scien-

ce intéresse en même temps la médecine et l'agriculture. De là le double avantage de procurer à leurs malades des médicaments à peu de frais et de se rendre agréables à leurs concitoyens, en leur donnant des renseignements utiles, sur l'art du cultivateur, art, que nous devons tous avoir à cœur d'en seconder le développement. Dès lors, il deviendrait facile d'acquerir par la suite la connaissance de toutes les plantes qui croissent dans notre île.

(28) Dans une séance de l'Académie royale de médecine de Paris, à laquelle j'eus lieu d'assister au commencement de cette année (17 janvier), on agita une question très-importante relativement à la phthisie. Un médecin de Paris, M. Costallat, avait avancé, dans un Mémoire adressé au ministre du commerce, sur l'action des climats dans les maladies de poitrine, que celui d'Alger était, selon lui, très-favorable aux personnes atteintes de phthisie. Il soutenait que celles-ci, placées sous l'influence de ce climat, obtenaient leur guérison, ou du moins une grande amélioration dans leur état de souffrances. Il en concluait que, l'air de ce pays étant propre à arrêter les progrès d'une maladie aussi redoutable, le gouvernement rendrait un immense service à l'humanité en y fondant un établissement pour recevoir les individus qui en étaient infectés. L'Académie consultée sur cet objet, n'ayant pas de données suffisantes pour se convaincre de ces faits, crut ne devoir pas pour le moment partager l'opinion de M. Costallat; mais, dans l'intérêt de la science et de l'humanité, elle songea aussitôt, à faire concourir, comme chose indispensable à la solution de cette question, les médecins de tous les pays. Elle nomma donc une commission, qu'elle chargea de rédiger une instruction à cet effet. D'après cette instruction, chaque praticien est invité à faire des recherches sur la constitution atmosphérique et géographique de son pays, ce qui forme le climat médical, de constater par des faits non controuvés l'influence de celui-ci sur la naissance et la marche de la phthisie, et de transmettre à l'Académie le résultat de ses observations. En mettant cela sous les yeux de mes collègues de la Corse, je ne doute pas de leur empressement à répondre aux vœux de l'Académie, pour ce qui concerne les diverses climatures de notre île. Ce travail se reccommande spécialement aux médecins d'Ajaccio; car, à mon avis, c'est là, la contrée la mieux exposée et dont le climat me paraît réunir les con-

ditions les plus favorables sinon à la guérison, au moins à l'adoucissement des souffrances que causent ces terribles affections.

(29) Cette année-ci, au mois de juillet, j'ai acquis la certitude qu'on trouve des lithophites aussi sur la côte orientale de l'île. Des corailleurs génois ont passé presque tout cet été à faire la pêche devant Bastia. Je tiens d'eux mêmes que le corail rouge, *Isis nobilis*, abonde sur les rochers placés au fond de la mer, en face de cette ville. On y trouve encore du corail noir ou soit le *Gorgonia antipathes*. Je me suis procuré, dans cette occasion, des échantillons de l'une et de l'autre de ces deux espèces. Je les ai réunies à ma collection des objets d'histoire naturelle, que j'ai formée à Corté, dans la maison de mon père.

(30) Joseph Bonaparte ex-Roi d'Espagne, est venu au monde dans la maison Arrighi, du temps que son père, Charles Bonaparte, se trouvait faire partie du Conseil supérieur du gouvernement national. C'est aussi dans cette maison qu'à été conçu le plus grand génie qui ait paru sur la terre, Napoléon. Deux à trois mois avant l'occupation de l'intérieur de notre île, par les Français, Madame Mère portant ce précieux dépôt dans son sein, fut contrainte de quitter la ville de Corté pour se réfugier dans les hautes montagnes du Niolo, afin d'éviter les approches de l'ennemi et d'échapper à ses poursuites. Ce ne fut qu'après la publication de l'amnistie, accordée par la France à tous les partisans de la cause nationale, que Madame Mère se rendit à Ajaccio, sa ville natale : c'est ainsi que cette ville favorisée, du ciel, devint le berceau de Napoléon !

(31) Parmi les hommes distingués qui ont reçu le jour en cette ville, Dominique Baldacci, se fit remarquer jadis par ses talents dans l'art de la guerre et de la diplomatie. Entré au service de l'Autriche en 1724, il parvint rapidement au grade de général, se couvrit de gloire en différentes occasions et fut toujours honoré de l'estime et de la confiance de son empereur. Son fils aîné, son Excellence le Baron de Baldacci, lui succéda dans sa noble carrière. Digne héritier des vertus et des talents de son père, son Excellence donna constamment des preuves d'une grande habileté dans les affaires; *nihil metuere nisi turpem famam*, fut, dit-on, toujours sa maxime de prédilection.

(32) Il existe encore dans notre église, comme objet de curiosité et d'art, un Tabernacle en forme de colonne sculpté sur bois, et qui est l'œuvre d'un ouvrier de cette ville. Les habitants doivent être fiers de cette production d'un de leurs concitoyens. Aussi devraient-ils prendre le plus grand intérêt à la conservation de cet ouvrage qui se recommande à toute leur sollicitude et comme chef d'œuvre de l'art et comme monument historique. Il est d'ailleurs trop précieux pour qu'on le laisse se détériorer faute de soins. Un Victor Hugo, un De Lamartine, un Chateaubriand viendraient visiter notre église, ils s'indigneraient contre nous de nous voir négliger ainsi cet antique monument, qui, peu considéré de la foule, serait pour eux un objet d'admiration. Que de brillantes inspirations n'éveillerait-il pas en effet dans des âmes remplies d'une céleste poésie comme les leurs, l'aspect de cette colonne, travaillée avec tant d'art, de perfection et de goût?... Le sommet ou le chapiteau figure le plus haut des cieux ; au centre est placée l'image du Dieu éternel, dont la divine lumière se répand en divergeant sur tous les points, pour aller donner la vie et le mouvement à tous les êtres de la nature. Viennent ensuite successivement et dans un ordre symbolique, six galeries circulaires, dont chacune représente l'un des six cieux qui forment les marches du trône du Tout Puissant :

« Par delà tous ces cieux, le Dieu des cieux réside. »

Chaque galerie est marquée à sa limite par une bordure sculptée avec élégance ; chaque ciel offre un horizon nouveau, et est enrichi d'une foule d'objets symboliques qui sont le produit du génie. La colonne est soutenue à sa base par des anges, auxquels un nuage, qui s'élève du sanctuaire, sert de point d'appui. Le sanctuaire qui est ainsi que les rayons de l'autel, l'œuvre de notre sculpteur, représente sans doute ici, l'arche de la foi ou le tombeau de Jésus-Christ.

(32*) Paoli, ce héros dont le nom éveille dans l'âme des Corses tant de beaux et de glorieux souvenirs, a doté la ville de Corté d'une école d'enseignement supérieur. Ouverte depuis un an seulement, les élèves y accourent de tous les points de la Corse, et s'y font remarquer par leur aptitude à l'étude. Les succès qu'ils obtiennent chaque jour dans le cours de leurs travaux, ont même frappé d'étonnement le savant qui naguère a visité notre île. Cette école, en procurant à la jeunesse les moyens de s'instruire et de propager ensuite des connaissances utiles dans le pays, offre à la Corse le plus brillant avenir.

(33) MM. Roche et Sanson rapportent (*Nouv. Elémens de path. médico-chir. T. III. p.* 185) que la Corse est entièrement exempte de scrophules. Cette allégation est inexacte et pas vraie. Il serait à désirer qu'il en fût autrement, mais les faits sont là qui parlent. Néanmoins, comme je l'ai fait observer déjà dans mon mémoire, ces maladies sont extrêmement rares dans nos contrées. Ainsi, à Corté, pop. de 4000 âmes, les écrouelles s'y montrent à peine dans des proportions d'un sur mille. Sur quatre individus, auxquels j'ai donné des soins, la maladie occupait, chez deux d'entre eux, les régions latérales du cou (c'étaient deux frères ayant même tempérament, mêmes habitudes, même profession); chez un troisième, le vice scrophuleux, se manifestant par le gonflement de la lèvre supérieure, et une foule de petits boutons rougeâtres, moux et onctueux à la face et par tout le corps, avait attaqué les vertèbres lombaires (c'etait un jeune homme de 18 à 20 ans, tempérament lymphatique); enfin chez le quatrième (jeune fille de 16 ans,) la maladie devenue presque générale affectait les os des membres. J'espère de faire connaître sous peu, les observations que j'ai recueillies sur ce genre d'affections.

(34) Cette année-ci, dans les mois de mai et de juin, la *coqueluche* a envahi la jeune population de Bastia. Quelques praticiens de cette ville m'ont assuré avoir remarqué dans la même circonstance plusieurs cas de croup; et d'après eux, les enfants qui en ont été atteints n'ont pu échapper à une fin déplorable. C'est pour moi, la seconde fois seulement, que j'entends dire que cette funeste maladie se soit déclarée sous notre climat.

(35) La grande *ventouse*, inventée dans ces derniers temps par M. Junot, Docteur Médecin de Paris, trouverait en Corse de quoi être fréquemment et utilement employée. On ne saurait révoquer en doute les grands avantages qu'offre à l'homme de l'art, l'emploi de cette nouvelle ventouse dans les cas d'asphyxie et de congestions cérébrales, ainsi que dans beaucoup d'autres cas où il est important d'opérer, sans avoir recours à la saignée, une forte révulsion aux extrêmités. L'utilité de cette ventouse, a été déjà constatée et avérée par un grand nombre de praticiens. Aus-

si l'auteur, a-t-il reçu de l'Académie des sciences à l'institut, une somme de 2000 f. à titre de prime et d'encouragement. Il serait à désirer que les principales villes de la Corse, en fissent l'acquisition, pour en introduire l'usage parmi nous.

(36) Ce procédé, dont l'emploi semble remonter à une époque très-éloignée de la nôtre, puisqu'au dire des voyageurs, il est usité aussi en Espagne, n'est pas à mépriser ni à bannir entièrement du domaine de la chirurgie. Il offre des avantages réels; en y faisant quelques modifications, il serait, je pense, d'une utilité marquée et d'une application facile.

FIN DES NOTES.

www.ingramcontent.com/pod-product-compliance
Lightning Source LLC
Chambersburg PA
CBHW062022200326
41519CB00017B/4887
* 9 7 8 2 0 1 3 7 4 6 2 5 0 *